Sabine Prilop

Kräuter
des Jahrtausendgärtners

Walahfrid Strabo
für Leib und Seele

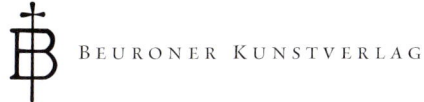

BEURONER KUNSTVERLAG

Inhalt

Vorwort

Der Jahrtausendgärtner– Walahfrid Strabo und sein »Hortulus«

Dicht am Gestade des Sees,
Im Kleefeld, steht ein verlassnes Kirchlein, unter den Höhn,
Die, mit Obst und Reben bewachsen,
Halb das benachbarte Kloster und
Völlig das Dörfchen verstecken. (...)
Aber noch freut sich das Türmchen in schlanker Höhe
Den weiten See zu beschauen den ganzen Tag
Und segelnde Schiffe,
Und jenseits, am Ufer gestreckt, so Städte wie Dörfer,
Fern, doch deutlich dem Aug, im Glanz durchsichtiger Lüfte.

Eduard Mörike

In seiner Verserzählung »Idylle vom Bodensee« lässt Mörike das lieb-
liche Bild der Bodenseelandschaft vor unserem Blick erstehen; mit we-
nigen sicheren Pinselstrichen malt er gleichsam ein lichtes Aquarell der
beschaulichen wie beschwingten Garten- und Reblandschaft rund um
das »Schwäbische Meer«. In den Hintergrund dieses Gemäldes, »halb
versteckt« hinter den bäuerlichen Obstgärten und Weinbergen, hat der
Dichter das Kloster platziert – ein diskreter Hinweis auf die Tatsache,
dass es Mönche waren, die vor langer Zeit das Land am See zu jenem
Garten Eden machten, der uns Heutige noch immer entzückt.
Als der heilige Pirmin, ein Wandermönch des frühen Mittelalters, im
Jahre 724 n. Chr. mit seinen Gefährten die Insel Reichenau im Unter-
see betrat, geschah das, um hier mitten im Alamannenland einen

christlichen Stützpunkt zu errichten, der einer Missionierung der großenteils noch heidnischen Landbevölkerung dienlich sein sollte. Damals waren die öden Ufer des Sees noch von undurchdringlichem Urwald bedeckt. Auf der Insel Reichenau hatten sich allerlei giftige Schlangen und Kröten eingenistet. Dank seiner Glaubensstärke ließ Pirmin eine kristallklare Quelle aus dem Boden sprudeln, bannte das verderbliche Kröten- und Schlangengezücht und zwang es binnen dreier Tage zur Flucht auf das Festland. Alsdann nahmen sich seine Mönche der Rodung des Urwaldes an und widmeten sich ihrer Missionsarbeit. Die für den Christengott gewonnenen Bauern der Umgebung folgten dem Beispiel ihrer Bekehrer und scheuten keine Mühe, den wilden Wald in fruchtbare Äcker, Wiesen und Gärten zu verwandeln. Soweit die fromme Gründungslegende, deren Angaben aber nicht unbedingt wörtlich zu nehmen sind. Das Land am Bodensee war bei der Ankunft des heiligen Pirmin keineswegs völlig verödet, sondern damals bereits uralter Siedlungsboden; die Vertreibung der Schlangen und Kröten, nach mittelalterlichen Vorstellungen teuflische Lebewesen, ist im wesentlichen als Gleichnis zu verstehen, das die Verdrängung der bösen Kräfte des Heidentums durch die Macht des christlichen Glaubens unterstreichen sollte. Dass die Mönche allerdings entscheidenden Anteil an der Entstehung eines hoch entwickelten Land- und Gartenbaus hatten, bleibt unbestritten. Im milden, beinahe mediterranen Klima des Bodensees konnten sie ihre gärtnerischen Fähigkeiten in vollem Maße entfalten und eine üppige Palette an Obstarten, Gemüse- und Salatpflanzen, Arznei- und Würzkräutern entstehen lassen. Obwohl Fleisch nur in begrenztem Umfang zur Verfügung stand und während der langen Fastenzeiten ohnehin nicht verzehrt werden durfte, war dank der wohlsortierten Gemüsegärten und ergiebigen Fischgründe die Tafel der Reichenauer Mönche stets reichlich und abwechslungsreich gedeckt. Die bescheidenen Anfänge des Klosterlebens auf der Reichenau ließen nicht erahnen, welch steilen Aufstieg die kleine Mönchszelle im Laufe dreier Jahrhunderte erleben sollte; sie war bald zu einer der einflussreichsten und kultiviertesten Benediktinerabteien im Reich der Franken geworden. Von dieser Blüte zeugen die drei eindrucksvollen Reichenauer Kirchen, Mittelzell, Oberzell und Niederzell, die mit ihrer spirituellen Kraft und architektonischen Harmonie ein Wahrzeichen der malerischen Seelandschaft sind, und es zeugt von jener Glanzzeit das kostbare Ensemble der Reichenauer Handschriften, der wertvollste Schatz an mittelalterlicher Buchmalerei, der uns erhalten blieb und der von der UNESCO zum Weltkulturerbe erklärt wurde. Die Reichenau war zu einer einzigartigen Pflegestätte der Gelehrsamkeit und Kunst geworden, zu einem Zentrum dessen, was man später als »karolingische Renaissance« bezeichnet hat. Es handelte sich um das ehrgeizige Projekt Karls des Großen und seiner Nachfolger, die das machtvolle, aber kulturell wenig entwickelte Frankenreich mit übergreifenden, hohen Standards der Bildung und des Geisteslebens ausrüsten wollten. Verwirklicht wurde dieses Bestreben durch das Wirken von Mönchen und Klerikern aus den großen Klöstern und Bistümern des Reiches. Die »Renaissance« griff in großem Umfang auf die antiken Wurzeln zurück; ihr eigentliches Ziel war aber die Verankerung des christlichen Glaubens in der Bevölkerung des Frankenreiches und damit die Stärkung der Macht des Herrschers und der Kirche. Nun gab es nach den Einbrüchen der Völkerwanderungszeit erstmals in Mitteleuropa, im späteren Deutschland und Frankreich, wieder eine systematische Pflege von Bildung und Schriftkultur, auch wenn diese nur einem kleinen Kreis vorbehalten blieb.

Zu den wichtigsten Leistungen dieser großen Erneuerungsbewegung müssen wir das Werk des hochgelehrten Abtes des Klosters Reichenau, Walahfrid Strabo, zählen.

Walahfrid wurde 808 oder 809 geboren. Er stammte wohl aus dem Bodenseeraum und war von einfacher Herkunft. Schon als Kind wurde er dem Kloster Reichenau zur Erziehung übergeben. Den begabten jungen

Mann, der sich auf der Reichenauer Schule unterfordert fühlte, schickte man zum Studieren an die hoch angesehene Klosterschule von Fulda; sein Lehrer war hier der berühmteste Gelehrte der Zeit, Hrabanus Maurus. An dieser Eliteanstalt schloss Walahfrid wichtige Freundschaften mit Altersgenossen, unter anderem mit dem aufmüpfigen Sachsen Gottschalk von Orbais, der wegen seiner kühnen theologischen Thesen später als Ketzer verurteilt wurde und im Kerker starb.

Wir dürfen uns Walahfrid nicht als einen in seiner Klosterzelle versponnenen Mönch vorstellen. Zwar litt er wohl an einer Augenkrankheit (sein Beiname Strabo bedeutet »der Schielende«), das aber hinderte ihn nicht daran, seine Umgebung aufmerksam zu beobachten, Informationen aus diversen Wissensgebieten zu sammeln und in einer Art Notizbuch, dem »Vademecum«, zu vermerken. Walahfrid war weltoffen und kam in der Welt herum. Am Kaiserhof Ludwigs des Frommen zu Aachen machte er Karriere, war Mitglied der illustren Hofkapelle und Erzieher des jungen Karl, des späteren Kaisers Karls des Kahlen. Trotz seines Hofdienstes hielt er stets Kontakt zum heimatlichen Kloster Reichenau; 838 wurde Walahfrid zu dessen Abt ernannt. Wegen der erbitterten Thronkämpfe der Söhne Ludwigs des Frommen konnte er allerdings erst ab 842 sein Amt auf der Reichenau ausüben. Für Kaiser Karl den Kahlen war er als Diplomat unterwegs; eine seiner Gesandtschaftsreisen wurde ihm zum Verhängnis. Am 18. August 849 ertrank er wohl bei einem Schiffbruch in der Loire.

Walahfrid war ein talentierter Dichter, der sich selbstverständlich der lateinischen Sprache bediente, ein flüssiges und elegantes Latein schrieb, und der – für die Zeit ein Novum – in einige seiner Werke auch persönliche Befindlichkeiten einfließen ließ, so das Heimweh, das er im rauen und kalten Fulda nach seiner vertrauten Insel empfand. Epochal war seine »Visio Wettini«, in der er die Jenseitsvision des alten, dem Tode nahen Mönches Wetti erzählte, ein Vorläufer von Dantes »Göttlicher Komödie«. Walahfrid hatte keine Scheu, unter den Sündern, die im Jenseits für ihre Untaten bestraft wurden, auch Karl den Großen zu nennen.

In eine ganz andere Welt als das Totenreich der »Visio Wettini« führt uns Walahfrids berühmtestes Werk, der 827 verfasste »Liber de cultura hortorum«, das Buch von der Gartenkultur, bekannter unter dem Namen »Hortulus«, das Gärtlein, unter dem es bereits 1510 im Druck erschien. Hier zeigt sich, dass die Erneuerungsbewegung der karolingischen Renaissance nicht nur Bücherwissen und Theologisches im Sinn hatte, sondern auch den Erscheinungen der Natur und des Lebens zugewandt war. Der »Hortulus« ist zwar ein Lehrgedicht, das sachliche Informationen geben will, dennoch ist es auf seine Weise poetisch, niemals weitschweifig oder langweilig. Wenn es um die Bestellung des Gartens geht, ist Walahfrid nahe daran, ins Schwärmen zu geraten. Gartenarbeit ist für ihn keine lästige Pflicht, er ist vielmehr mit dem Herzen und notabene mit dem vielbeschworenen »grünen Daumen« dabei. Und seine Beobachtungsgabe kommt hier in vollem Umfang zum Tragen. 23 Pflanzen werden von ihm der Reihe nach abgehandelt. Den »Hortulus« durchweht kein süßer Blumenduft, dem Leser steigt vielmehr der schärfere und herbere Geruch von Heil- und Würzpflanzen in die Nase – der Verfasser hatte einen Apothekergarten im Sinn, wie er den Erfordernissen der Klostermedizin entsprach. Wir erinnern daran, dass Klöster im damaligen Europa (anders als in der arabischen Welt) fast die einzigen Orte waren, in denen man Krankheiten nach wissenschaftlichen Methoden zu heilen versuchte; außerhalb der Klöster standen allenfalls Heilerinnen und Heiler bereit, die oft mit Magie und Beschwörungen operierten (man denke an die berühmten »Merseburger Zaubersprüche«!), sie verfügten allerdings über ein großes Erfahrungswissen in Bezug auf Kräuter und andere Heilmittel. Walahfrids Lehrgedicht wollte gleichsam systematische, fundierte Kenntnisse verbreiten, dabei hat er aber sicher auch mündlich überlieferte »volksmedizinische« Erfahrungen bezüglich der Wirkungsweise von Heilpflanzen verarbeitet. In welchem Ausmaß das geschah, könnte allenfalls ein Spezialforscher beurteilen.

Das vorliegende Buch wendet sich nicht in erster Linie an Spezialforscher. Ihnen stehen Ausgaben des lateinischen Textes und ebenso mehrere wortgetreue Übersetzungen nebst wissenschaftlichen Kommentaren zur Verfügung. Die Göttinger Dichterin Sabine Prilop hat sich Walahfrids Gedicht auf andere Weise angenähert. Sie will durch eine freie Nachdichtung die ästhetische Dimension der mittelalterlichen Dichtung sichtbar machen, das Werk in einen überzeitlichen Rahmen stellen. Die Bindung an die mittelalterliche Versform ist aufgegeben. Sabine Prilop hat für ihre Nachdichtung stattdessen die Form des Haiku und der freien Verse gewählt. Sie will die hingebungsvolle Naturbeobachtung Walahfrids, die mit einer dezidierten und durchaus kontemplativen Zuneigung des Dichters zur Arbeit im Garten und am Garten einhergeht, in der schlüssigen und knappen Diktion des Haiku verdichten. So groß die kulturellen Unterschiede zwischen europäischem Mittelalter und japanischer Tradition auch sind, in der respektvollen Hinwendung zur Natur gibt es Übereinstimmungen. Indem die Dichterin das Anschauliche, Sinnliche, Lebendige des Gartengedichts freilegt, möchte sie Leserinnen und Leser dazu anregen, sich mit Walahfrid und seinem Blick auf die Natur auseinanderzusetzen. Und dies vielleicht nicht nur mit dem Buch in der Hand, sondern auch mit Schaufel und Gießkanne. Abgesetzt von der unmittelbaren Nachdichtung erzählt die Autorin deshalb die Geschichte der jeweiligen Pflanze, berichtet von ihrer Anbauweise, ihrer heilenden Wirkung, bisweilen auch von ihren magischen Eigenschaften, sei es als Zaubermittel, sei es als Aphrodisiacum. Denn auch hier gilt: Hinter allen Dingen ist Magie.

So soll ein neues Vademecum des Walahfridschen Pflanzenkosmos entstehen, das den Beobachtungen und Lehren des Reichenauer Abtes zwar nicht immer streng folgt, sich aber seine Haltung, seine Sicht auf die Dinge zum Vorbild nimmt und somit die Aktualität des botanisierenden Abtes vom Bodensee erweist. Schon vor Walahfrids Zeit wurden Gärten, wie er sie beschrieben hat, angelegt; das zeigen uns das »Capitulare de villis«, das Gesetz Karls des Großen für die Landgüter, und der Klosterplan von St. Gallen. Auch heute folgen Gartenfreunde den Vorstellungen Walahfrids, wie es u. a. die Mittelaltergärten auf der Reichenau selbst und an vielen anderen Orten wie Schaffhausen, Melk und Zons am Niederrhein dokumentieren. Walahfrids Ideen können Gültigkeit noch nach mehr als tausend Jahren beanspruchen, wir dürfen ihn getrost als den Jahrtausendgärtner unserer Kultur willkommen heißen.

Ulrich Mattejiet

Einleitung

Über den Gartenbau

An Vorzügen reich ist das ruhige Leben,
doch ist es nicht das Geringste,
sich der Kunst der Rosenstadt Paestum zu widmen
und der fruchtbaren Arbeit des Gottes Priapus.
Gleich, ob dein Land nur sandig und steinig
oder aus fruchtbarer Erde dir Ernte einbringt,
auf Erhebungen liegt oder eben sich findet im Tal –
immer wird es die ihm möglichen Früchte tragen,
wenn nur nicht deine Sorgfalt träge ermattet,
du nicht töricht den Wohlstand des Gärtners verachtest
und dich nicht scheust,
die schwieligen Hände gerben zu lassen in jedwedem Wetter
und nicht versäumst, Mist aus vollen Körben
auf darbendes Erdreich zu werfen.
Dies alles erfuhr ich nicht von verkündetem Wort
und nicht allein aus den Schriften der Alten,
sondern Arbeit und emsiges Tun anstelle von täglicher Muße
lehrten mich dies durch eigene Einsicht.

Schwierigkeit des Gartenbaus

Wenn der Winter, Metapher des Alters, der als Magen des Jahreskreises,
begierig verschlingt die geernteten Gaben,
sich vertrieben vom Frühling in tiefster Erde versteckt
und der Lenz die Spuren des Verwüstenden tilgt
mit der Wiedergeburt der Natur
und die matten Fluren in Frische und Schönheit taucht –
Frühling, du Beginn des Jahreskreises und Zier seines Laufes! –
Wenn dann klarere Luft die fröhlichen Tage eröffnet,
Kräuter und Pflanzen, von Zephyr geküsst,
ihre feinen Sprossen hinauf senden, die sich in finsterer Erde verbargen
aus furchtbarer Angst vor eisigen Frösten,
wenn sich die Wälder mit Laub, die Höhen mit Kräutern
und die Wiesen mit grünem Gras überziehen,
dann haben die Nesseln den Platz überwachsen,
der sich offen vor meiner Tür
als Garten östlich zur Sonne hinwendet.
Wie giftige Pfeile ist hier alles Unkraut gewachsen.
Was tun? So dicht verkettet waren die Pflanzen verschlungen,
gleichsam wie ein vom Pferdewart kunstvoll gewirktes Flechtwerk
zum Schutz der Hufe vor verderbender Feuchtigkeit im Stall.
Ohne zu zögern greife ich an mit dem gezahnten Werkzeug Saturns,
breche Schollen und leblos ruhendes Erdreich auf
und zerreiße die von sich aus wuchernden Wurzeln.
Und ich zerstöre die Gänge des eiligen Maulwurfs
und befördere Regenwürmer an des Tages Licht.

Dann, im Südhauch der strahlenden Sonne,
umzäune ich das sich erwärmende Gärtchen,
etwas erhoben über dem ebenen Boden.
Dann wird die Erde mit einer Harke zerkrümelt,
gärender, fetter Dünger verteilt in den Boden.
Manche der Pflanzen versucht man aus Samen zu ziehen,
andere aus alten Stöcken zu frischem Wachstum zu bringen.

Beharrlicher Fleiß des Gärtners und Frucht seiner Arbeit

Endlich nässt ab und an Frühlingsregen die junge Saat,
und damit im Wechsel badet
freundlicher Mondschein schmeichelnd die grünenden Blättchen.
Aber, wenn trockene Zeiten den Tau verweigerten,
trieben mich Liebe und Sorge,
Wasser in großen Krügen zu holen und mit Vorsicht zu gießen,
damit nicht allzu reichlicher Guss die Saat mir verschwemmte.
Alsbald schmückte zartestes Keimen mein Gärtchen,
und wenn auch einige Beete unter hohem Dache
wasserlos dursten und schmachten
und andere im Schatten einer hohen Wand die Sonne vermissen –
gleichwohl hat doch mein Garten nichts,
was ich ihm anvertraute, ohne Wachstum im Boden verschlossen.
Im Gegenteil hat er, was ich beinahe ermattet in kleine Gruben ihm setzte,
mit grünender Kraft versehen und mit zahlreicher Frucht reich belohnt.
Nun braucht es Dichtertalent und Redekunst,
Namen und Kräfte so reicher Ernte zu nennen,
damit auch das Kleine mit herausragender Ehre sich schmücke.

Zueignung des Werkleins

Dir, geehrtester Vater Grimaldus, eignet dein Diener Strabo
aus ergebenem Herzen dies Werklein zu,
nicht gewichtig und nur von kargem Gewinn.
Wenn du dich einmal in deinem grünenden Garten
im lauen Schatten der Obstbäume ausruhst,
wo der Pfirsich mit seiner Baumkrone den Sonnenschein teilt,
und die munteren Knaben, die Schüler des Klosters,
dir die Früchte in die großen Hände legen,
während ihre Finger versuchen,
die riesigen Kugeln zu umspannen,
dann, mein gütiger Vater, soll dich das Büchlein
an meine Arbeit erinnern.
Wenn du liest, was ich dir freudig verehre,
streiche bitte die Fehler und erkenne an, was dir gefällt.
Gott lasse dich in ewigen Tugenden bestehen
und dich selig die Palme des ewigen Lebens gewinnen!

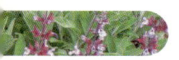
Salbei

Leuchtender Salbei.
Vom zerriebenen Blättlein
duften die Finger.

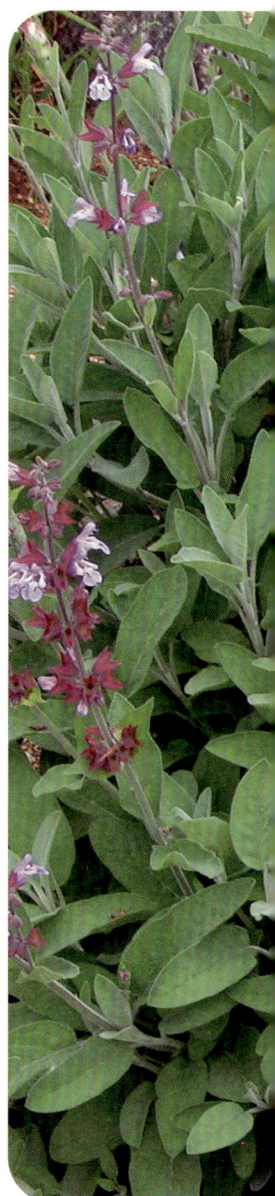

L euchtend blüht Salbei
am Eingang des Gartens,
süß von Geruch,
wirksam und heilsam zu trinken.
Mancherlei Gebrechen zu heilen
erwies er sich nützlich,
ewig grünende Jugend hat er sich verdient.
Doch neigt er dazu, sich selbst zu verderben:
hemmt man nicht
den Nachwuchs der Sprossen,
vernichtet er unaufhaltsam die alten Zweige
und lässt den Stammtrieb verdorren.

nach Walahfrid Strabo

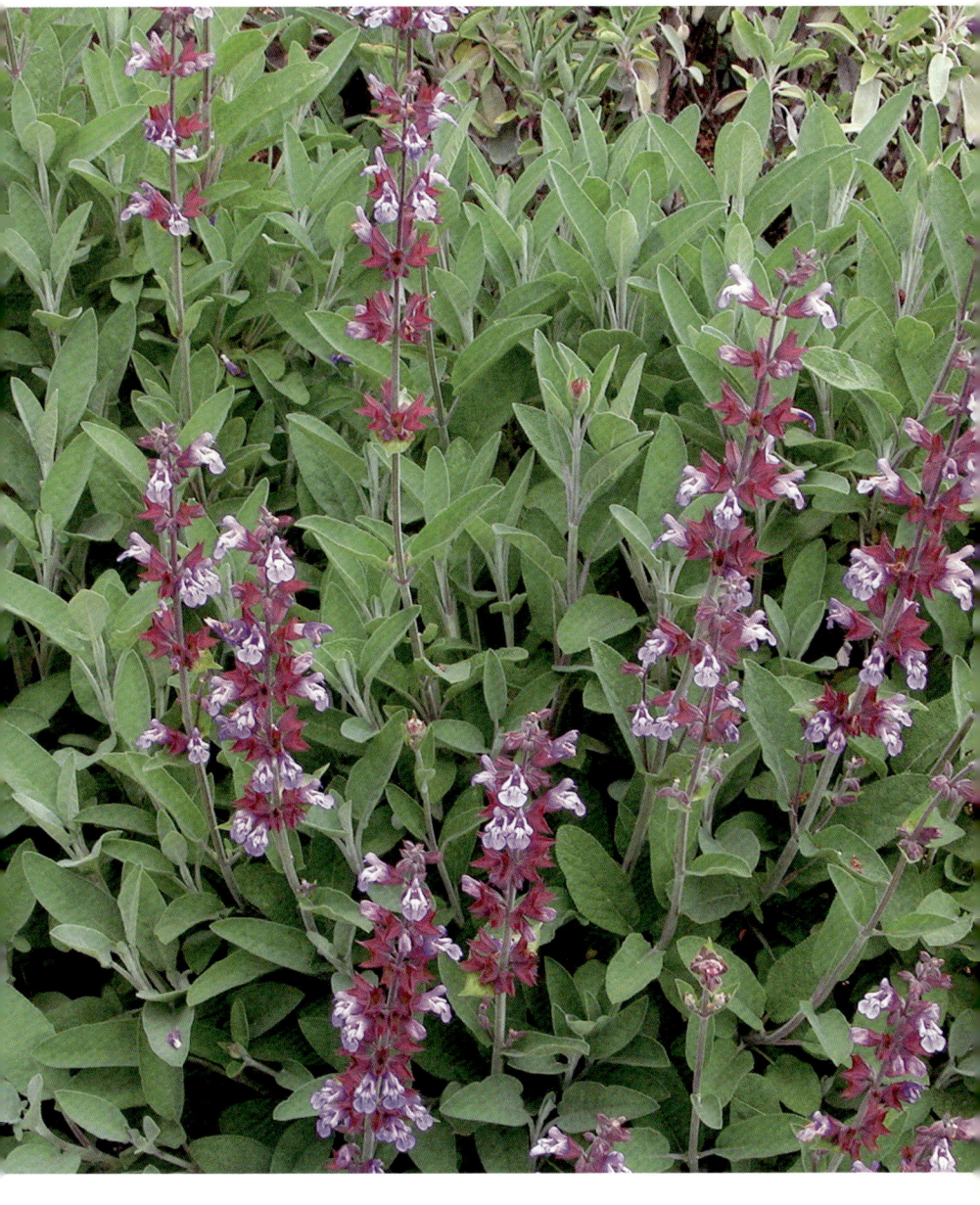

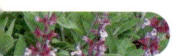

Salbei *(Salvia officinalis L.)*

Wie kann ein Mensch sterben, in dessen Garten Salbei wächst?«

Was für ein Ausspruch in diesem medizinischen Merkvers aus dem 13. Jahrhundert!

Die Pflanze, die in Walahfrids Garten am Eingang blühte, verfügt über einen bemerkenswerten Ruf als Heilpflanze. Schon ihr Name wird vom lateinischen »salvare« abgeleitet, was so viel bedeutet wie heilen, und der lateinische Gruß »salve« heißt in etwa: Sei gesund, sei glücklich, lebe wohl!

Nachdem Karl der Große in seinem Gesetz über die Landgüter (»Capitulare de villis«) zu Beginn des 9. Jahrhunderts den stark aromatisch duftenden, aus dem Mittelmeerraum stammenden Salbei zum Anbau empfohlen hatte, fand er sich in allen Klostergärten wieder. Bald darauf trugen Menschen Salbeistecklinge in die eigenen Gärten, wo die Gewürz-, Teekraut-und Heilpflanze bis heute beliebt ist. Auch in unseren Ziergärten hat Salbei sich mit vielen verschiedenen Arten als Augenweide etabliert, und der Duft, wenn man ein Blatt zwischen den Fingern zerreibt, ist hoch aromatisch. Seiner mediterranen Herkunft entsprechend, gedeiht er bei uns am besten in windgeschützten Ecken. Er braucht einen sonnigen Standort auf trockenem kalkigen Boden und nur wenig Wasser, um zu wachsen.

Ranken sich um die Wirksamkeit des Salbeis als Heilpflanze auch die Mythen, ist sie dennoch oft auch realistisch beschrieben worden. Als 1630 in Toulouse eine Pestepedemie wütete, rieben sich Leichenfledderer mit einer Essigtinktur aus Salbei, wenig Thymian, Lavendel und Rosmarin ein und wollten sich so gegen die Ansteckung schützen.

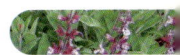

In der Frauenheilkunde spielte der Salbei eine wichtige Rolle, er galt seit dem 17. Jahrhundert als Stärkung für Schwangere. Bereits von Hippokrates wurde Salbei als Uterus-Heilmittel angepriesen. Ärzte des Mittelalters verordneten ihn bei Fieber, Harnwegsleiden, Koliken, Erkältungen und Zahnschmerzen. Zimmer von Schwerkranken wurden ausgeräuchert, indem man Salbeiblätter verbrannte. Schon seit der Antike wird Salbei gegen vielerlei Beschwerden eingesetzt, und bis heute schätzt man seine Wirkstoffe, seine ätherischen Öle – von denen Thujon bei Missbrauch auch schädlich sein kann – sowie seine Gerb- und Bitterstoffe.

Hildegard von Bingen bezeichnete Salbei als nützlich gegen »Schwachsäfte und Schadsäfte im Menschen«.

Hat die Verwendung von Salbei als Heilmittel eine längere Tradition, so kennt man ihn seit dem Mittelalter auch als Küchengewürz. Fleischgerichten, Wild, Geflügel, Fisch und Käse verleiht der Salbei einen würzigen, leicht bitteren Geschmack. Er fördert die Bekömmlichkeit schwerer Speisen.

Einige berühmte Traditionsgerichte der italienischen Küche erhalten ihren letzten Schliff durch die Beigabe frischer Salatblätter, z. B. die Saltimbocca alla romana (Kalbsschnitzel auf römische Art) und die Spaghetti con burro e salvia (Spaghetti an Butter und Salbei). Auch zum Aromatisieren von Gemüse und Suppen wird Salbei verwendet, ebenso zum Würzen von Kräuteressigen und -ölen. Salbei kann frisch oder getrocknet verbraucht werden. Ebenso kann man ihn in Öl konservieren oder dörren. Selbst seine Blüten werden zum Genuss, gibt man sie frisch in grünen Salat.

Gegen das Sterben wird diese Pflanze am Ende nichts ausrichten können – aber für ein reicheres, gesünderes Dasein, als Labsal für Leib und Seele hat sie einen Platz in unseren Gärten verdient.

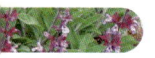

Süße Salbeitorte

REZEPTE *Willst du eine Salbeitorte machen, so nimm zwei Büschel Salbei und zwei Büschel Petersilienkraut, das stoß zusammen in einem Mörser und drück den Saft heraus. Nimm danach ein Pfund Zucker wohl gestoßen zu dem Saft in eine Schüssel, dazu noch einen Kratzer Ingwer und Pfeffer und ein wenig Salz, alles klein gestoßen, auch acht Eier und Milch. Mische alles durcheinander und beschmier die Pfanne mit Butter, mach ein Bödelein und gibs darüber. Stells auf die Glut und schau, dass nicht zu wenig Hitze von oben und unten kommt. (Wird in modernen Kochbüchern mit Blätterteig gemacht.)*

(nach dem Kochbuch der Philippine Welser, um 1545)

MEDIZINISCHE ANWENDUNG Das ätherische Öl des Salbeis verhindert das Wachstum von Bakterien, Viren und Schimmelpilzen, die enthaltenen Gerbstoffe wirken entzündungshemmend. Salbei gilt als appetitanregend und blutreinigend. Salbei wird bevorzugt als Aufguss verwendet. Als **TEEAUFGUSS** getrunken wirkt der Salbeitee, 2–3 Tassen täglich, gegen übermäßige *Schweißbildung* und lindert *Magen- und Darmbeschwerden*.

Bei Scharlach hilft Kamillen-Salbeitee gegen Halsschmerzen, indem man mehrmals täglich mit der Teemischung gurgelt.

Ein mit heißem Salbeitee getränkter Waschlappen lindert *Spannungskopfschmerz* und *Bauchkrämpfe*.

Um Salbeitee zuzubereiten, übergießt man 2–3 Esslöffel von getrockneten Salbeiblättern mit einer Tasse kochenden Wassers und lässt das Getränk 10 Minuten ziehen, bevor man es abseiht. Mit frischem Zitronensaft und oder Honig kann der Geschmack variiert werden.

Bei einer *Mandelentzündung* hat sich das Gurgeln mit einem Salbeiaufguss bewährt, ebenso bei *Mundgeruch*.

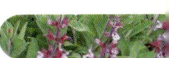

Bei Mundspülungen mit Salbeitee lässt sich die entzündungshemmende Wirkung durch Beigabe von Kamille unterstützen. Hierzu mischt man Salbeiblätter und Kamillenblüten zu gleichen Teilen, brüht 2 TL der Mischung mit ¼ l kochendem Wasser auf und lässt das Ganze abgedeckt 15 Minuten ziehen. Anschließend gibt man den Aufguss durch ein Teesieb und spült damit mehrmals täglich 2 bis 3 Minuten. Nicht nachspülen!

Als **INHALATIONSAUFGUSS** entfaltet der Salbei seine Wirksamkeit bei *Atemwegsinfekten* und *Entzündung der Nasennebenhöhlen*.

Für einen Inhalationsaufguss übergießt man den Salbei ebenfalls mit kochendem Wasser, wartet 10 Minuten, seiht ab und erhitzt den Aufguss vor dem Inhalieren ein weiteres Mal. Für eine Dampfinhalation können auch je ½ EL Kamillenblüten, Thymiankraut und Salbeiblätter gemischt und mit kochendem Wasser übergossen werden.

Bei *Zahnfleischentzündungen*, Druckstellen von Zahnprothesen oder Zahnspangen und bei Mundgeruch helfen Spülungen der Mundschleimhaut mit einer Salbeitinktur, die nach den Angaben in der Dosierungsanleitung in lauwarmes Wasser getropft wird.

SALBEIBONBONS helfen gegen *Husten und Halsschmerzen*.

Das Zahnen bei Kleinkindern kann unterstützt werden, indem man das empfindlich angeschwollene Zahnfleisch vorsichtig mit warmem Kamillen- oder Salbeitee betupft.

Bei übermäßigem Schwitzen helfen 1 bis 2 Tropfen Salbeiöl, wenn sie in ein Glas warmen Wassers gegeben und regelmäßig dreimal täglich getrunken werden.

Bei trockener Nasenschleimhaut hilft eine Creme aus Kamille und Salbei. Salbei kann auch als **BADEZUSATZ** verwendet werden, Voll- oder Teilbad, und auch hier ist er schweiß- und entzündungshemmend. Die Wassertemperatur sollte 36–38 Grad betragen, die Badedauer 15–20 Minuten.

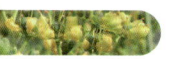

Raute

Berühre sie leicht,
betrachte das Schattenspiel –
Schirmchen die Blätter.

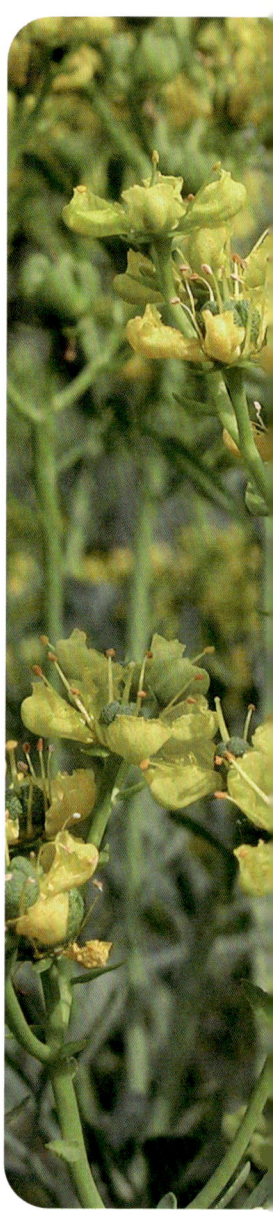

Hier im Schatten
schmückt dunkelfarbige Raute
grünes Gebüsch.
Ihre Blätter sind winzig,
und wie Schirmchen
werfen sie kurze Schatten.
Sie sendet den Wind und die Gaben Apolls
bis hin zu den verborgensten Stängeln.
Berührt man sie leicht,
verbreitet sie schwere Düfte.
Kräftig die Wirkung,
mit vielerlei Heilkraft gesegnet,
hindert sie besonders versteckte Gifte,
reinigt den Körper
von für ihn schädlichen Säften.

nach Walahfrid Strabo

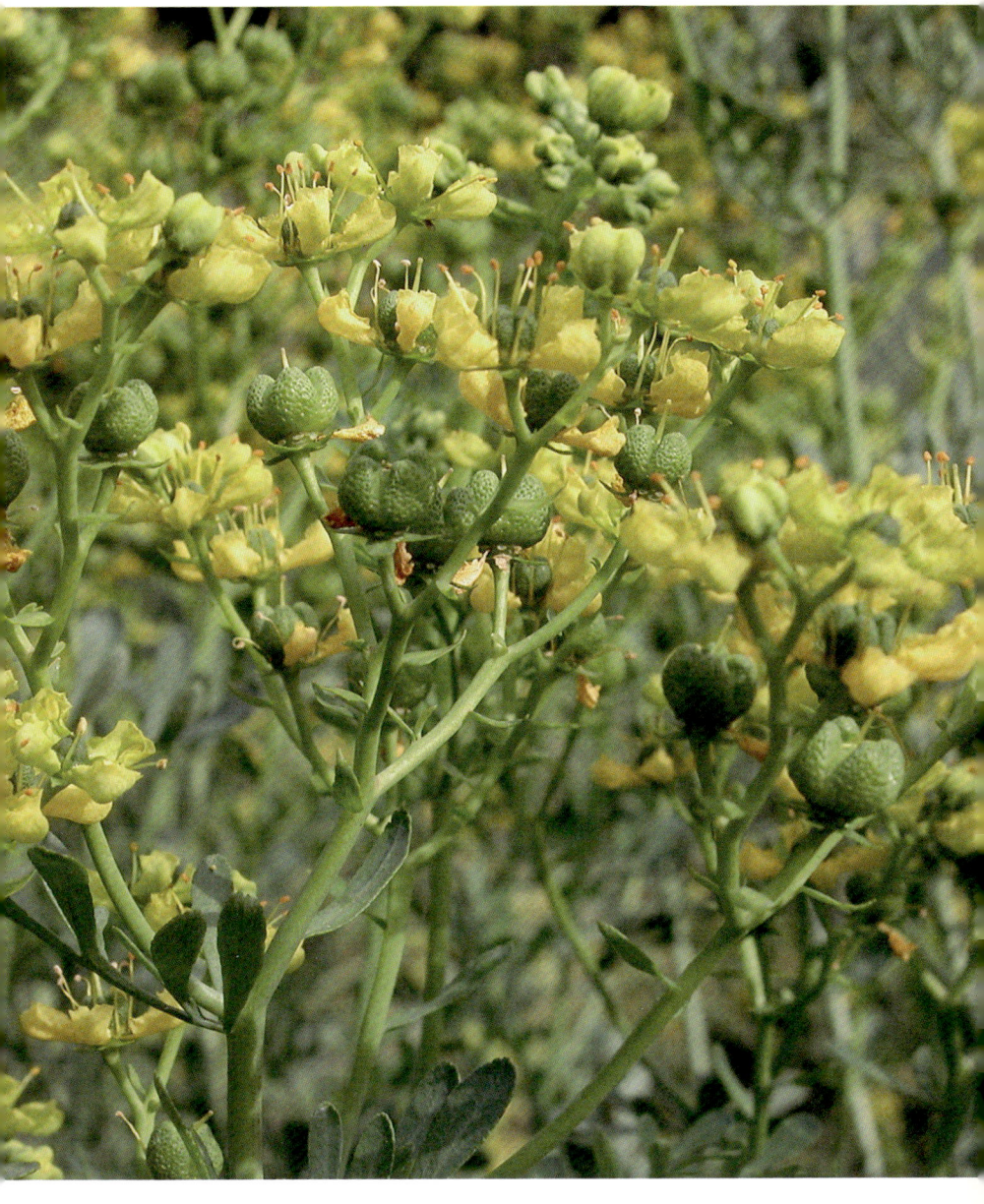

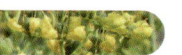

Raute *(ruta graveolens L.)*

*D*ie Weinraute ist ein bis zu 90 cm hoher Halbstrauch, dessen bläulichgrüne Blätter an kahlen Stängeln wachsen und der kleine grüngelbe Blüten treibt. In Walahfrieds Garten wuchs er wohl auch deshalb, weil Mönche Rautenwein tranken, um keusch bleiben zu können. Die Pflanze stand in dem Ruf, bei Männern den Sexualtrieb zu mäßigen.

Seit dem Altertum wird Ruta graveolens im östlichen Mittelmeerraum kultiviert. In römischen Gärten baute man Rautenpflanzen zu medizinischen Zwecken an, zog sie aber auch zur Einfassung von Beeten. Von den Römern, die die Würz- und Heilpflanze nach Mitteleuropa brachten, stammte auch der Rat, bei der Gartenarbeit die Hände vor den Blättern blühender Rautenpflanzen zu schützen. Indem man sich mit Öl einrieb, konnte man sich vor Hautausschlägen bewahren. Überhaupt ist der Weinraute mit Vorsicht zu begegnen: sie duftet stark, aromatisch und süßlich, schmeckt aber bitter. Wegen der abtreibenden Wirkung sollten Schwangere das Gewürz meiden, diese Eigenschaft machte die Pflanze aber für junge Französinnen angeblich erst attraktiv; der Überlieferung nach wurden im Botanischen Garten von Paris Rautenpflanzungen zum Schutz vor Plünderung mit einem Gitter versehen. Zur Nachahmung keinesfalls empfohlen! Innerlich angewendet, kann die Droge zu Vergiftungen führen. Als Medikament sollte sie nur auf ärztlichen Rat hin und in entsprechender Dosierung eingenommen werden.

Im Mittelalter wurde die Weinraute bei Husten, Kopf- und Ohrenschmerzen, Vergiftungen und zum Erhalt des Augenlichts medizinisch verordnet und war sie als harntreibendes Mittel bekannt. Hildegard von Bingen empfahl in ihrer »Heilkunde« zur Linderung der Gicht, Petersilie und das Vierfache davon an Raute in Olivenöl zu rösten und heiß auf die schmerzende Stelle zu legen. Heute verwendet man sie in der Naturheilkunde als Grundstoff für Medikamente gegen Rheuma und die Gicht. Zur Verdauungsförderung wird sie als Aromastoff dem italienischen Grappa sowie Likören beigefügt.

Im Volksglauben galt die Weinraute als probates Mittel zum Schutz vor Dämonen, Hexen und Vampiren, namentlich vor dem Bösen Blick. In Johannes Bobrowskis berühmtem Gedicht »Dorfmusik« wird auf den Brauch, Verstorbenen einen Rautenzweig auf die letzte Reise mitzugeben, angespielt: Letztes Boot darin ich fahr/Keinen Hut mehr auf dem Haar/In vier Eichenbrettern weiß/Mit der Hand voll Rautenreis.

Die Raute gehörte zu einem der wichtigsten Gewürze der römischen Küche. Sie passt zu Hülsenfrüchten, zu Fisch, Kräuterkäse und Wein. Darüber hinaus empfiehlt sie sich bis heute zu Wild, Hammel, Eiern, Salat, Gebäck und Kräuterbutter. Wegen des starken Geschmacks sollte das Gewürz sparsam dosiert werden. Zum Würzen werden die jungen Triebe verwendet. In Italien würzt man mit gehackten Blättern grüne Salate und Lammfleisch. Mit einem Zweig Weinraute kann man Weißweinessig verfeinern, indem man ihn zwei Wochen lang darin aufbewahrt und den Zweig anschließend entfernt. Allerdings eignet sich dieser Essig ausschließlich für Fischsud und Wildbeizen.

In Deutschland findet man die Weinraute verwildert auf warmen Feldhängen und in Weinbergen, doch auch in heimischen Gärten lässt sich die Weinrautenstaude anbauen. Neben einem Platz im Halbschatten stellt sie keine weiteren Ansprüche und erfreut mit üppigem Wuchs und ihrem Duft, den sie verströmt, sobald man sie berührt. Die ätherischen Öle in der Pflanze begründen ihre industrielle Verwendung in Duftstoffen und Parfums.

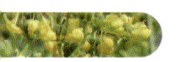

Die Raute trug früher den Beinamen »Hochzeitsblume«, da sie in den Haarkranz der Braut eingearbeitet wurde. Davon erzählt das bekannte Kinderlied »Die Vogelhochzeit«, gesammelt von Ludwig Uhland, in einer alten Textversion:

Ein Vogel wollte Hochzeit halten in dem grünen Walde.

Fide rallala, fide rallala, fide rallalalala.

Der Stieglitz war der Bräutigam, er singt zu Gottes Gloriam.

Fide rallala, fide rallala, fide rallalalala.

Die Amsel war die Braute, trug einen Kranz von Raute.

Fide rallala, fide rallala, fide rallalalala.

REZEPTE   *Moretum*

ZUTATEN:
500 g würziger Schafskäse
75-100 ml Olivenöl
1-2 TL Weinessig
1 EL Sesamkörner
Frisch gemahlener schwarzer Pfeffer
1-2 Bund Schnittlauch
je 1/2 Bund Koriander, Minze und Bohnenkraut
einige (Stauden-) Sellerieblätter
1 EL Weinraute
1/2 Knolle Knoblauch

Das Gericht besteht aus Schafskäse, Olivenöl, Knoblauch, Selleriegrün, Weinraute und Koriander und diversen Variationen. Es stammt aus der antiken römischen Küche und wurde zu frischem Brot gegessen.

»Man gibt in einen Mörser Bohnenkraut, Minze, Raute, Koriander, Sellerie, Schnittlauch oder, wenn dies nicht vorhanden ist, eine grüne Zwiebel, Lattichblätter, Raukenblätter, frischen Thymian oder Katzenminze, dann auch frisches Flohkraut und jungen, gesalzenen Käse. Dies alles zerreibt man gleichmäßig und mischt ein wenig gepfefferten Essig dazu. Wenn Du die Mischung in einer Schale angerichtet hast, ist sie mit Öl zu übergießen.«

Columella, De re rustica, 12, 59, 1–4

Zum Nachkochen:

Schafskäse zerbröseln und mit Olivenöl und Pfeffer glattkneten. Kräuter und Knoblauch (mit Stabmixer oder Küchenmaschine) möglichst fein hacken, mit Essig und angerösteten Sesamkörnern unter den Käse mischen. Als Schnellvariante, im Winter oder falls keine Kräuter zur Hand sind, frische Kräuter durch 2–3 EL getrocknetem Thymian ersetzen.

Aus den Blättern der Weinraute kann allein oder gemischt mit weiteren Kräutern ein **TEE** aufgebrüht werden, von dem täglich nicht mehr als drei Tassen getrunken werden sollten. Der Tee hilft gegen *Verdauungsbeschwerden* und bei zu *schwacher oder später Menstruation*. Für einen Gartenrautentee 1 Teelöffel Raute mit ¼ Liter kochendem Wasser übergießen und maximal 5 Minuten ziehen lassen.

MEDIZINISCHE
ANWENDUNG

Auch als Mischung mit weiteren Kräutern kann Raute genossen werden. Die Teemischung besteht aus Kraut von Hirtentäschel, Beifuß, Schafgarbe, Weinraute, Thymian sowie Ringelblumenblüten und Fenchelsamen.

Pro Tasse einen Esslöffel der Mischung mit kochendem Wasser übergießen und 10–15 Minuten ziehen lassen. Abseihen und mit Honig gesüßt trinken.

Raute kann auch helfen bei: *Quetschungen, Prellungen, Verrenkungen, körperlicher Überanstrengung, Krampfaderleiden* und *Rheumatismus*.

Weitere Indikationen sind *Asthenopie* und *Ohrenschmerzen. Appetitlosigkeit, Schwindel, Herzklopfen, Blutandrang im Kopf, Nervenleiden, Atemnot, Magenschmerzen, Verstauchungen, Schwellungen, Harndrang, Wassersucht, Gicht* und *Hautausschlag*.

Das Medikament sollte nur nach ärztlicher Verordnung angewendet werden.

Schwangere dürfen die Raute nicht einnehmen, auch nicht als Tee, es besteht die Gefahr einer Fehlgeburt!

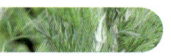

Eberraute

Ihr duftender Schopf!
Mit Fingerkuppen gekämmt
feinen Haaren gleich.

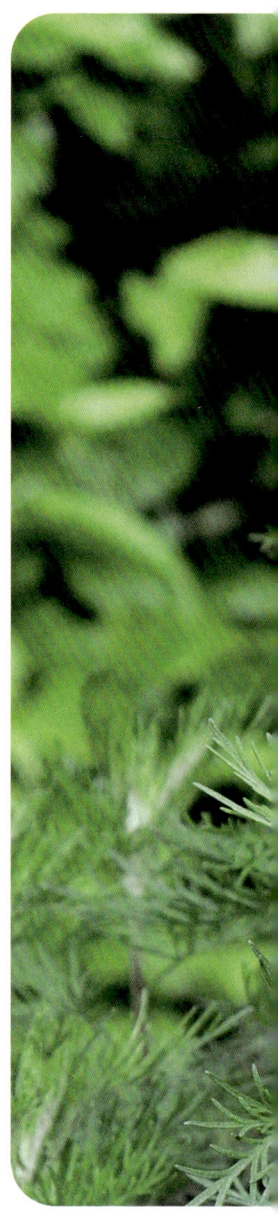

Nicht weniger einfach ist's,
deinen aufrechten Wuchs zu loben,
Eberraute,
und zu bestaunen
die reichlich wachsenden Blätter,
gefiedert und feinen Haaren gleich.
Diese Blättlein mit den federnden Zweigen
geerntet
und mit andern Arzneien vereint,
ergibt ein brauchbares Mittel.
Fieber vertreibt es und Seitenstechen
und plötzlichen Gichtanfall.
Aber noch mehr vermag es zu bewirken,
hat die Pflanze doch Kräfte
so zahlreich wie zierliches Blattwerk.

nach Walahfrid Strabo

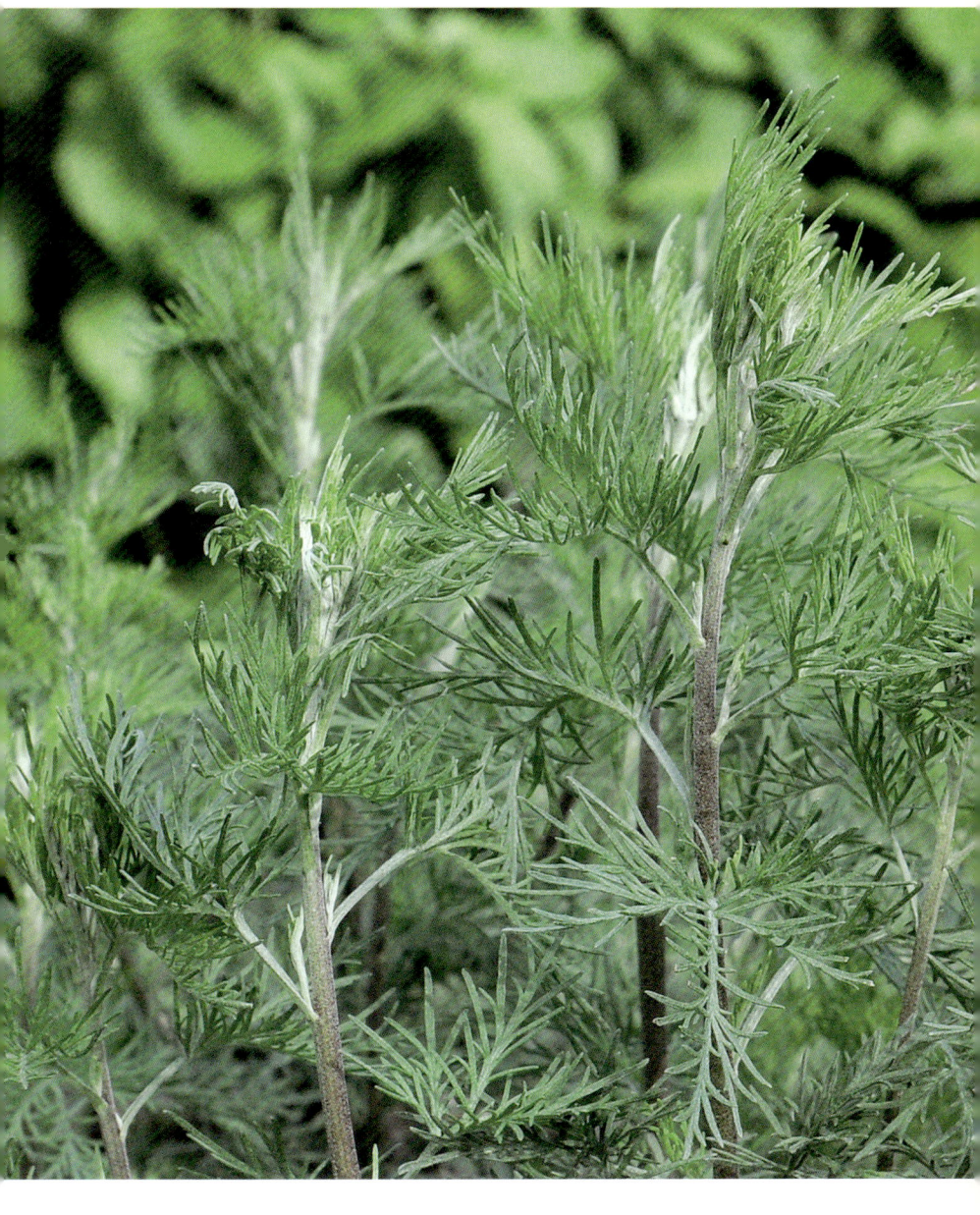

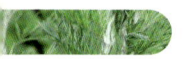

Eberraute *(Artemisia abrotanum L.)*

Die Aufzählung klingt kurios: Stabwurz, Eberreis, Mugwurz, Stabkraut, Gartheil, Zitronenkraut, Abraute, Zarter Beifuß, Colakraut, und sie erhebt keineswegs den Anspruch auf Vollständigkeit. Namen für eine Pflanze! Je nach Art verströmt sie einen zitronenähnlichen Duft oder ein Aroma, das an Colakraut erinnert. Mug in Mugwurz bedeutet im Keltischen erwärmen. Die Bezeichnung »Eberraute« soll angeblich von dem lateinisch-thrakischen abrotanum herrühren oder von der altdeutschen Bezeichnung »eber« für »aber« und somit »falsche Raute« bedeuten.

In vielen Klostergärten des Mittelalters fand die vermutlich aus Vorderasien stammende Eberraute ein Zuhause. Sie wird bis zu einem Meter hoch und bildet Polster aus feinem Laub, das Walahfrid mit Haaren verglich. Im Spätsommer erscheinen winzige gelbe Blüten. Will man sie im eigenen Garten wachsen lassen, sollte man auf einen lockeren, leicht feuchten Boden achten und der Gewürzpflanze einen geschützten, sonnigen Platz gönnen.

Da Regen wachstumshemmende Stoffe aus ihren Blättern herauswaschen kann, sollte man sie fernab von anderen Heilkräutern anpflanzen.

In Antike und Mittelalter fand die Pflanze vielseitig Anwendung: Stabwurzsamen wurde mit Öl vermischt, als Mittel gegen Schüttelfrost. Das Gewächs galt als menstruationsfördernd, hilfreich gegen Kurzatmigkeit, Krämpfe, Brüche, Hüftbeschwerden, Harnverhaltung, Ischias und bei Geschwüren, außerdem kam es zur Magenstärkung und Verdauungsförderung zum Einsatz sowie bei Wurmerkrankungen des Verdauungsapparates. Hier findet Eberraute heute keine An-

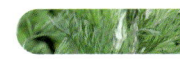

wendung mehr; außerdem ist sie in der Lage, Allergien auszulösen und muss von Schwangeren gemieden werden.

Hildegard von Bingen empfahl den Saft der Eberraute gegen Grind, Beulen und Geschwüre. Umschläge aus einem in der Pfanne gedünsteten Gemisch von Saft, altem Fett und Baumöl sollten »auf das Glied, in dem die Gicht so wütet« aufgelegt werden. Bei den von Walahfrid aufgezählten Anwendungen handelt es sich wohl um seine eigenen Erkenntnisse.

In den Pfannen und Kochtöpfen fand sich die Würzpflanze bei der Zubereitung fetten Fleisches und anderer fetter Speisen wieder. Sie sollte dafür sorgen, dass sie bekömmlicher wurden. Heute ist die Eberraute in der Küche nur noch selten in Gebrauch. Lediglich die Triebspitzen darf man für Braten, Soßen oder Salate verwenden, sonst wird das Gericht bitter. Mit Fingerspitzengefühl verwandt, also nicht mehr als maximal ein oder zwei Spitzen, erhalten die Speisen ein ausdrucksvolles Aroma. Stellt man Kräuteröl zum Marinieren her, kann man Kräutern wie Thymian, Rosmarin, Salbei oder Majoran zwei bis drei Triebspitzen der Eberraute beifügen, um das eingelegte Fleisch magenfreundlicher werden zu lassen. Aus der Schwarzen Edelraute, Artemisia genipii, kann Likör gewonnen werden. Wesentlich lieblicher schmeckt allerdings Magenbitter oder Likör aus Artemisia species, in Südfrankreich unter dem Namen Chartreuse bekannt, ein Hinweis auf die Verwendung in dem bekannten gleichnamigen Likör, der seit dem 18. Jahrhundert von den Kartäusermönchen des Klosters La Grande Chartreuse destilliert wird.

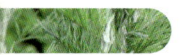

Kräuterlikör Schwarze Edelraute

REZEPTE   *150 Gramm Zucker und 4 Esslöffel Wasser kochen. Wenn der Zucker aufgelöst ist, das Gemisch abkühlen lassen, bis es nur noch lauwarm ist.*

Anschließend gibt man den Sirup über 200 bis 400 Gramm zerkleinerter Kräuter. Mit Alkohol aufgießen (Wodka).

Sechs bis acht Wochen kühl und dunkel aufbewahren, das Gefäß gelegentlich schütteln. Anschließend abseihen, in Flaschen umfüllen und nach einigen Wochen Wartezeit genießen.

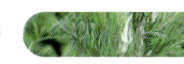

Allergien sind möglich, besonders Kontaktallergien. Schwangere sollten die Droge meiden.

Eberraute enthält ätherisches Öl, Bitter- und Gerbstoffe.

IN KLAREM SCHNAPS eingelegt soll Eberraute gegen *Kopfschmerzen* helfen.

Wird angewandt bei

Verdauungsbeschwerden und *Haarausfall,*

zudem *stärkt* sie das *Immunsystem.*

TEE zur Stärkung des Immunsystems: 1–2 Teelöffel frische oder getrocknete Blätter mit kochendem Wasser übergießen, einige Minuten ziehen lassen. 3 Tassen über den Tag verteilt trinken.

Eberrautentee ist auch hilfreich bei *Stress* oder *Magenverstimmungen.*

MEDIKAMENTE aus Eberraute sollten nur nach ärztlichem Rat angewendet werden und sind für Schwangere ungeeignet.

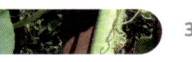
Flaschenkürbis <small>Teil 1</small>

Blätter wie Schilde
riesige Schatten im Gras
die Erntezeit naht

S chau, da wächst auch der Kürbis.
  Aus winzigen Samen reckt er sich empor,
  Ranken mit riesigen Blättern und strotzenden Zweigen.
Wie Efeu legt er seine Arme rings um den Baum,
bis zum höchsten Ast deckt er die Rinde
mit seinem grünenden Blätterkleid.
Oder auch wie die am Baumstamm wachsende Rebe,
die rankt und oben die Äste mit Trauben umwindet,
so dass du Bacchus' rötliche Früchte
im grünen Blattwerk erkennst,
so hält auch mein Kürbis sich fest an gabeligen Erlenstützen.
Mit hakigen Ranken umfasst er die Zweige
als Schutz gegen Stürme.
So viele Ranken wie Knoten kreuzen am Ende in Klammern sich
und fassen von vorn und hinten die Stütze.
Wie von spinnenden Mädchen gewoben
umschnüren die Ranken das runde Gerüst
und steigen wenn möglich bis über den Dachfirst
in luftigem Flug.

nach Walahfrid Strabo

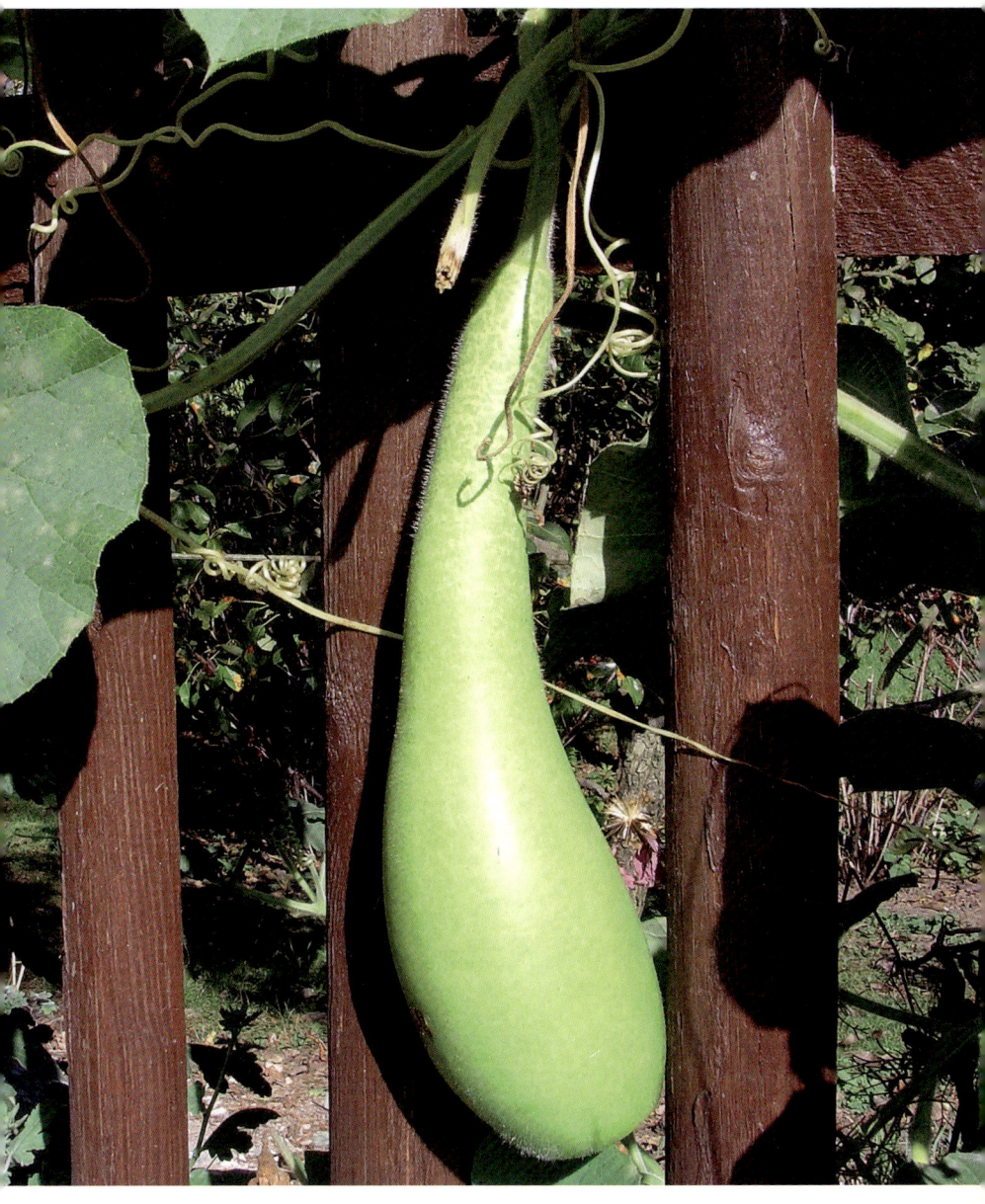

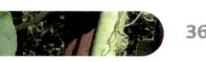

Flaschenkürbis *(cucurbita lagenaria)*

Walahfrid war beeindruckt: eine Pflanze mit riesigen Früchten, die an Bäumen oder Hausmauern bis in schwindelnde Höhen klettert! Der Kürbis, den der Mönch so treffend beschreibt, ist der einzige seiner Art, der in Mitteleuropa vor der Entdeckung Amerikas kultiviert wurde. Der so genannte »echte Kürbis« wurde erst Jahrhunderte später aus Mittelamerika eingeführt.

Der griechische Arzt Dioskorides beschrieb bereits in der Zeit um Christi Geburt den Kürbis in seinem berühmten Buch über die Kunst der Medizin: Umschläge aus rohem oder gekochtem Kürbisfleisch würden Fieber, Geschwüre und Gichtschmerzen lindern, Wein, aus einem ausgehöhlten Kürbis getrunken, wirke abführend. Hildegard von Bingen lobte den „Kurbesza" ebenfalls als wertvolle Frucht.

Auch im heutigen Mitteleuropa brauchen Gartenbesitzer nicht auf die imposanten Pflanzen zu verzichten. Samen aus dem Fachgeschäft werden im April im Topf ausgesät und ab Mai in den Garten gesetzt. Wie von Walahfrid anschaulich geschildert, benötigt der Flaschenkürbis eine Rankhilfe. Bis in 10 m Höhe klettern die Triebe, wenn man die Voraussetzung dafür schafft, in der Regel genügt eine starke, 2 m hohe Konstellation, etwa ein Zaun. Wenn im Frühjahr die Sonne scheint, kann man beinahe zuschauen, wie die Pflanzen wachsen. Ende Mai bis Anfang Juni erblühen unzählige glockenförmige Blüten, aus denen sich die Früchte bilden. Im Herbst, unbedingt bevor der erste Frost droht, können die Kürbisse geerntet werden.

Wie damals Walahfrid bewundern auch wir heute diese gewaltigen Pflanzen, wenn wir besonders prächtiger Exemplare ansichtig werden. »Und steigen wenn möglich bis über den Dachfirst in schwimmendem Flug« – wie besonders das ist und außergewöhnlich!

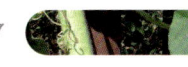

Vorspeise

Das Fleisch eines reifen, noch jungen Flaschenkürbisses in kleine Stücke schneiden. In einer Pfanne Olivenöl erhitzen und das Fruchtfleisch darin dünsten. Mit Aceto Balsamico würzen und mit frischen Gartenkräutern abrunden.

Kürbis-Schokoladen Kuchen

Der Kürbis wird klein geschnitten und in Milch weich gekocht. Anschließend pürieren und abkühlen lassen.
Butter, Zucker und Zimt in einer Schüssel mischen und mit den Eiern verrühren. Mehl und Hefe dazugeben. Das Kürbispüree und in Stücke gebrochene Schokolade beifügen.
Eine Form mit Butter und Mehl ausstreichen. Den Teig hinein geben und bei 180 C fünfundvierzig Minuten lang backen.

ZUTATEN:
200 g Kürbis (allerdings Hokkaido oder Gartenkürbis, nicht die Kallebasse)
80 g Vollkornmehl
75 g Rohrzucker
75 g Butter
2 Eier
2/3 eines Backpulverpäckchens Hefe für 80 g Mehl
1 TL Zimt
130 g Schokolade
Milch

Kürbistee

Kürbisfleisch klein schneiden und in süßem Apfelsaft kochen. Mit geriebener Schale unbehandelter Zitronen und Zimt abschmecken.

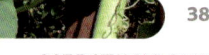

MEDIZINISCHE ANWENDUNG

In der Medizin wird der weichschalige »Steirische Ölkürbis« verwendet, dessen Schalen sehr ölhaltig sind.

Das im Fruchtfleisch enthaltene Beta-Carotin sowie die Vitamine C und E sollen das Immunsystem stärken, die Alterung der Körperzellen hinauszögern und einen positiven Effekt für das Herz-Kreislauf-System haben. Die Nahrungsfasern geben ein gutes Sättigungsgefühl im Magen und wirken sich positiv auf die Verdauung aus.

Der Kürbis wirkt harntreibend. Eingesetzt wird er bei Nierenleiden und bei gutartiger Vergrößerung der Prostata. Bei leichten Prostatabeschwerden wird eine Kürbiskernkur verordnet.

Kürbiskerne sind wirksam bei den verschiedensten Blasenerkrankungen.

In der Homöopathie findet »Cucurbita pepo« bei Schwangerschaftserbrechen Anwendung und bei starker Übelkeit nach dem Genuss von Speisen.

In Südamerika werden grüne oder geröstete Mateblätter in ausgehöhlten kleinen Flaschenkürbissen mit siedendem Wasser übergossen und mittels eines Trinkrohrs getrunken.

Da das Getränk Coffein enthält, gilt es als anregend.

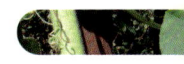

Flaschenkürbis *Teil 2*

Gewaltige Früchte
　　　gewachsen im Sommerwind.
Im Topf zischt das Fett.

Wer mag die Früchte zu loben?
　　Mit Furchen, geformt und geglättet wie gedrechseltes Holz,
　　abwärts gebogen, so hängen sie an dürrem Stile.
Schlanke, längliche Hälse tragen mächtige Leiber,
riesenhaft dehnen sich die mächtigen Körper.
Alles nur Bauch und Wanst, und in der Höhlung,
geordnet in Reihen die zahlreichen Kerne, versprechen
fruchtbar ertragreiche Ernte.
Saftig und zart ist die Frucht,
und ehe im Herbst vertrocknend die Schale verholzt,
kennen wir sie gegart mit anderen trefflichen Speisen
oder zum Abschluss bereitet als köstlichen Nachtisch.
Lässt man jedoch die Frucht sommers an ihrer Pflanze reifen,
und schneidet man mit dem Messer aus ihr Gefäße,
indem man die Eingeweide herausdreht
und mit der Klinge das Innere glättet,
so schafft man Platz für einen Schoppen oder auch mehr.
Dieser Krug, versiegelt mit Pechleim,
bewahrt lange frisch die Gaben, die Bacchus uns schenkt.

nach Walahfrid Strabo

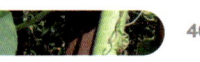

Flaschenkürbis *(cucurbita lagenaria)* *Teil 2*

*I*m Mittelalter erzählten sich die Menschen Sagen und Geschichten über den Kürbis. In einer davon geht die Mär von Früchten, die zur Größe von Kirchenglocken heranreifen konnten. Dazu musste allerdings der Samen beim Läuten einer großen Glocke in die Erde gesteckt werden.

Handelt es sich hierbei auch um ein Märchen, so findet man tatsächlich Früchte in verschiedensten Formen und Größen. Einmal sind sie breit, einmal kugelig, es gibt sie keulen- oder kellenförmig. Von einem Durchmesser von fünf Zentimetern bis zu einer Länge bis drei Metern ist alles denkbar.

Das Fruchtfleisch besteht zum größten Teil aus Wasser. Es schmeckt etwas parfümiert, hat wenig Kalorien, aber auch nur geringen Nährwert. Wegen der enthaltenen Bitterstoffe werden Flaschenkürbisse nicht oft als Speisekürbis verwendet, obgleich es einige schmackhafte Rezepte gibt.

Ein kleiner Diskurs sei an dieser Stelle erlaubt und damit ein Blick von der Reichenau hinüber nach China: dort symbolisiert ein symmetrisch geteilter Kürbis Yin und Yang. Im übertragenen Sinn bedeutet die Frucht ein Symbol für Langlebigkeit, und Kürbisbildchen zieren chinesische Neujahrskarten. In kleinen Flaschenkürbissen hielten die Chinesen in früheren Zeiten Grillen oder nutzten sie als Vogelhaus.

Überhaupt: die Früchte sind vielseitig verwendbar. Verbreitet wurden und werden sie zur Nahrungsaufbewahrung herangezogen. Diese Gefäße heißen Kalebassen, denn der Flaschen- wird auch Kalebassenkürbis genannt. Aus Kalebassen bestehen die Klangkörper vieler

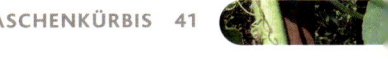

Musikinstrumente. Ferner: Geschirr, Schmuckschatullen, Tabaksdosen und Pfeifen, Fischernetze, Masken bis hin zu Penisfutteralen. Mit Schnitzereien und glühenden Holzstäben gebräunte und verzierte Kürbisse stehen in der Tradition der Inka. Pilgern, die auf dem Jakobsweg nach Santiago di Compostela unterwegs waren, dienten die wasserundurchlässigen, sehr leichten Kalebassen zum Getränketransport.

Melone *Teil 1*

Vor mir: der Garten.
Am Boden die Früchteschar
spielt Verstecken.

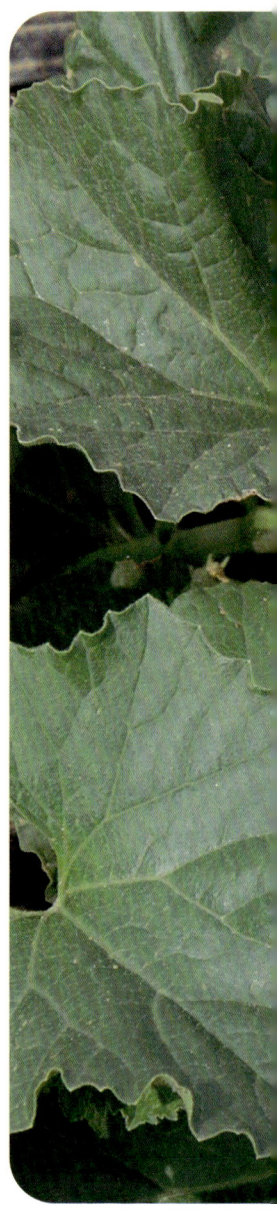

A m selben Platz
wie die eben besungene Frucht
sieht man eine andere Art
kräftiger Ranke am Boden kriechen
mit prallrunden Früchten.
Sie lagern im Staub,
schwellen wachsend erstaunlich an,
bis sie dann, gelb verfärbt von der Sommersonne,
mit reichem Ertrag zu ernten sind.
Die einen sind schlank,
andere dagegen bauchig oval,
einem Nusskern, einem Eigelb vergleichbar,
ähnlich auch einer Blase aus Seifenschaum,
ehe der Schaum mit Wasser vermischt vergeht.

nach Walahfrid Strabo

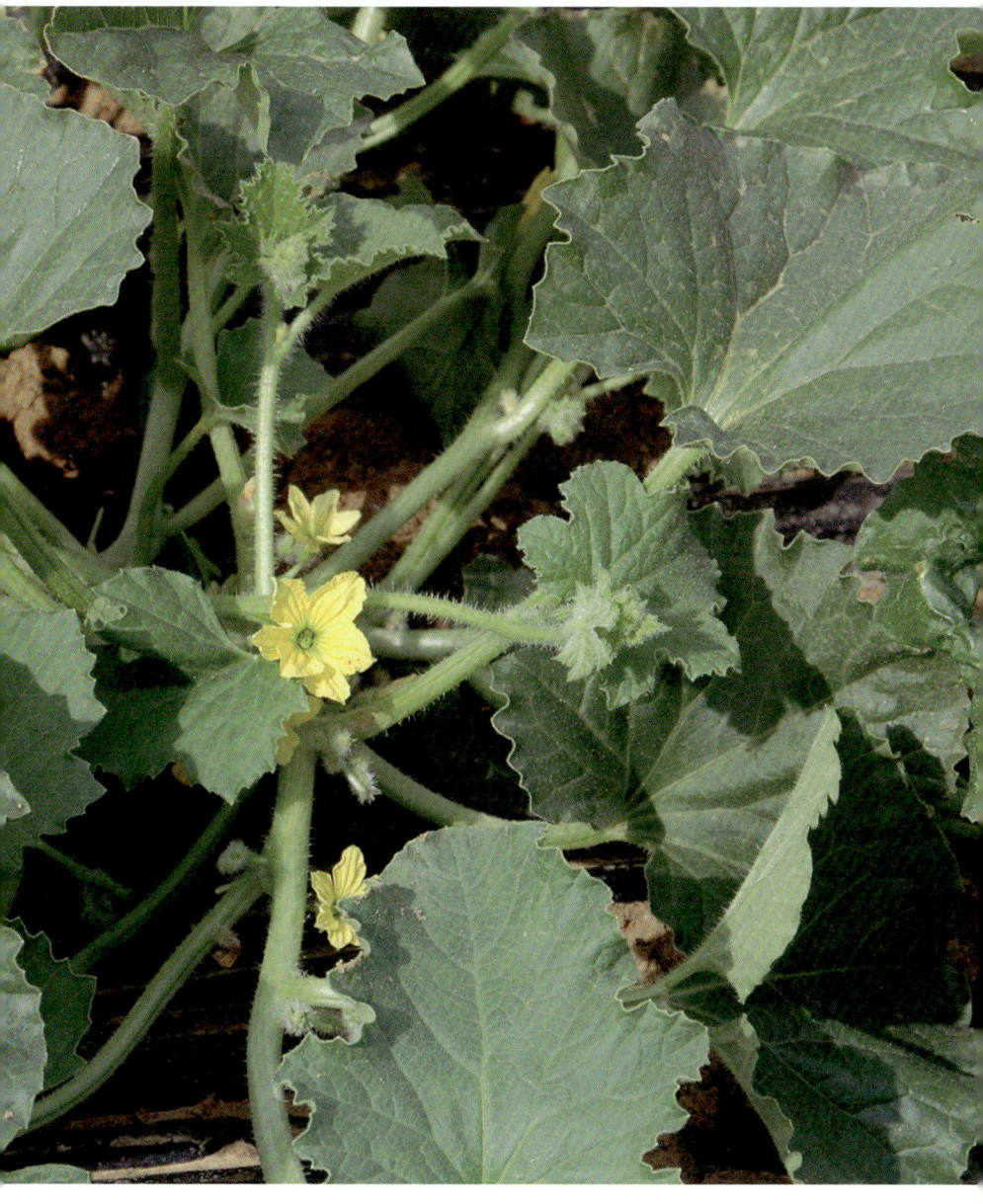

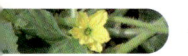

Melone *(Cucumis melo L.)* *Teil 1*

D as milde Klima am Bodensee machte es möglich, dass in Walahfrids Garten Melonen wuchsen. Wohnt man heute in einer geeigneten Gegend, kann man versuchen, die Pflanze zu kultivieren. Sie bevorzugt einen leicht sauren Boden, und die empfindlichen Wurzeln müssen vor Staunässe geschützt werden. Hat sie einmal Fuß gefasst, wächst sie rasch kreuz und quer über den Boden und benötigt viel Platz. Bereits nach drei Monaten können die Früchte – wenn sie bei guten Bedingungen wachsen durften – geerntet werden.

Woher die Melonenpflanze ursprünglich stammt, kann nicht mit Gewissheit gesagt werden; Fachleute vermuten Indien und Afrika als Ursprungsland, zumindest werden Melonen seit Jahrtausenden in Afrika und dem Orient kultiviert. Demgemäß wärmeliebend und frostempfindlich ist das botanisch zur Familie der Kürbisgewächse zählende Fruchtgemüse. Der heutige Name »Melon« heißt so viel wie »großer Apfel« und stammt aus dem Griechischen. Im Mittelalter wurden auch Namen wie pepo, melo (als Synonym für »runde Frucht«) verwendet. Der harten Schale wegen bezeichnet man die Frucht auch als Panzerbeere.

Bereits auf 4000 – 3500 v. Chr. sind die ersten Nachweise der Pflanze datiert, gefunden wurden sie als Samen in ägyptischen Gräbern und Darstellung auf Zeichnungen. Auch aus dem alten Griechenland und Rom sind Samenfunde bekannt. Im »Capitulare de villis« Karls des Großen findet sich die Melone ebenfalls.

Der Legende nach sollen sowohl Kaiser Albrecht II als auch Papst Paul II im 15. Jahrhundert nach übermäßigem Genuss von Melonen verstorben sein. In Märchen spielen gelegentlich Melonen wegen ihrer enormen

Größe eine Rolle, so in dem ungarischen Märchen »Die Wassermelone«: *»Ich ging also auch raus, schaute mir den Acker an. Ich sehe, die Ranke ist wunderschön grün und daran hing eine so große Melone, dass ich sie mit fünfundzwanzig Schritt abschreite, obwohl es erst der Fruchtansatz ist.«*

Die Melone findet auch in der Bibel Erwähnung (2 Könige 4, 38–41). Gemeint ist hier wahrscheinlich die Bittermelone: Citrullus Colocynthis.

Melonentorte

ZUTATEN:
3 Eier
150 g Zucker
1 Pck. Vanillezucker
150 g Butter oder
Margarine
150 g Mehl
½ TL Backpulver
1 Pck. Vanille-
pudding
½ l Milch
1 kleine Honig-
melone

3 Eier mit 150 g Zucker und 1 Pck. Vanillezucker schaumig rüh-ren. 150 g Butter oder Margarine hinzufügen. 150 g Mehl mit ½ TL Backpulver mischen und unterrühren. Den Teig in eine ge-fettete Tortenbodenform füllen und im vorgeheizten Backofen 20–25 Minuten bei 175 Grad backen.

Aus ½ l Milch Vanillepudding herstellen und erkalten lassen. Auf dem fertigen und abgekühlten Tortenboden verteilen.

1 kleine Honigmelone entkernen und in schalenlos dünne Spal-ten schneiden. Den Pudding-Tortenboden damit belegen.

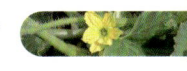

Melonen sind kalorienarm und dennoch sättigend. Sie entwässern, sind stuhlreinigend und fiebersenkend. Als gute Durstlöscher sind sie geeignet, Flüssigkeitsdefizite im Körper auszugleichen.

Wertvolle Mineralstoffe sind in der Frucht enthalten, Kalium, Panthothensäure, die die *Wundheilung* verbessert und das *Immunsystem stabilisiert*, Biotin sowie die zu den Antioxidantien zählenden Vitamine C und Beta Carotin. Antioxidantien sollen als »Radikalenfänger« Schutz vor Schädigung menschlicher Zellmembranen bieten.

In der deutschen Schulmedizin laufen verschiedene Untersuchungen über die medizinische Wirksamkeit von Melonen. Nach neuen Studien enthalten Melonen Enzyme, die Stress lindern können.

Melonen sollten nicht im Übermaß verzehrt werden, da dies zu starken Bauchkrämpfen und Durchfall führen kann.

In der chinesischen Volksmedizin wird die Wassermelone bei *Nierenleiden* eingesetzt und zur Behandlung von *Unruhe, Aphten* und bei *Halsschmerzen*.

In den Lehren der indianischen Medizin gehört die Melone zu den »kalten Pflanzen«, die kühlend, entzündungs- und fieberhemmend wirken.

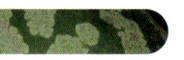
Melone Teil 2

Brennende Hitze –
kühlend erfrischt uns die Frucht.
Samenkern stört nicht.

Umfasst man das Fruchtfleisch
fest mit den Fingern,
bläst oben hinein,
dehnt sich die luftige Masse wie flüssiges Glas
und formt eine Kugel am Grunde, dort
wo sich die gewölbten Hände vereinen.
Schneidet man tief in die Frucht,
strömt der Saft und befördert vielfache Samen.
Zerteilt in zahlreiche Stücke,
erfreuen den Gast
diese Köstlichkeiten des Gartens.
Das weiße Fleisch
ist aromatisch und schmackhaft,
weich, ist es einfach zu kauen und schlucken
und kühlt mit der Kraft der Natur.

nach Walahfrid Strabo

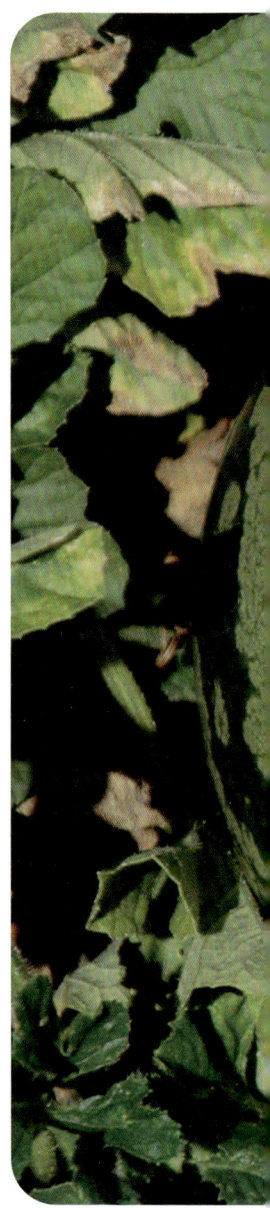

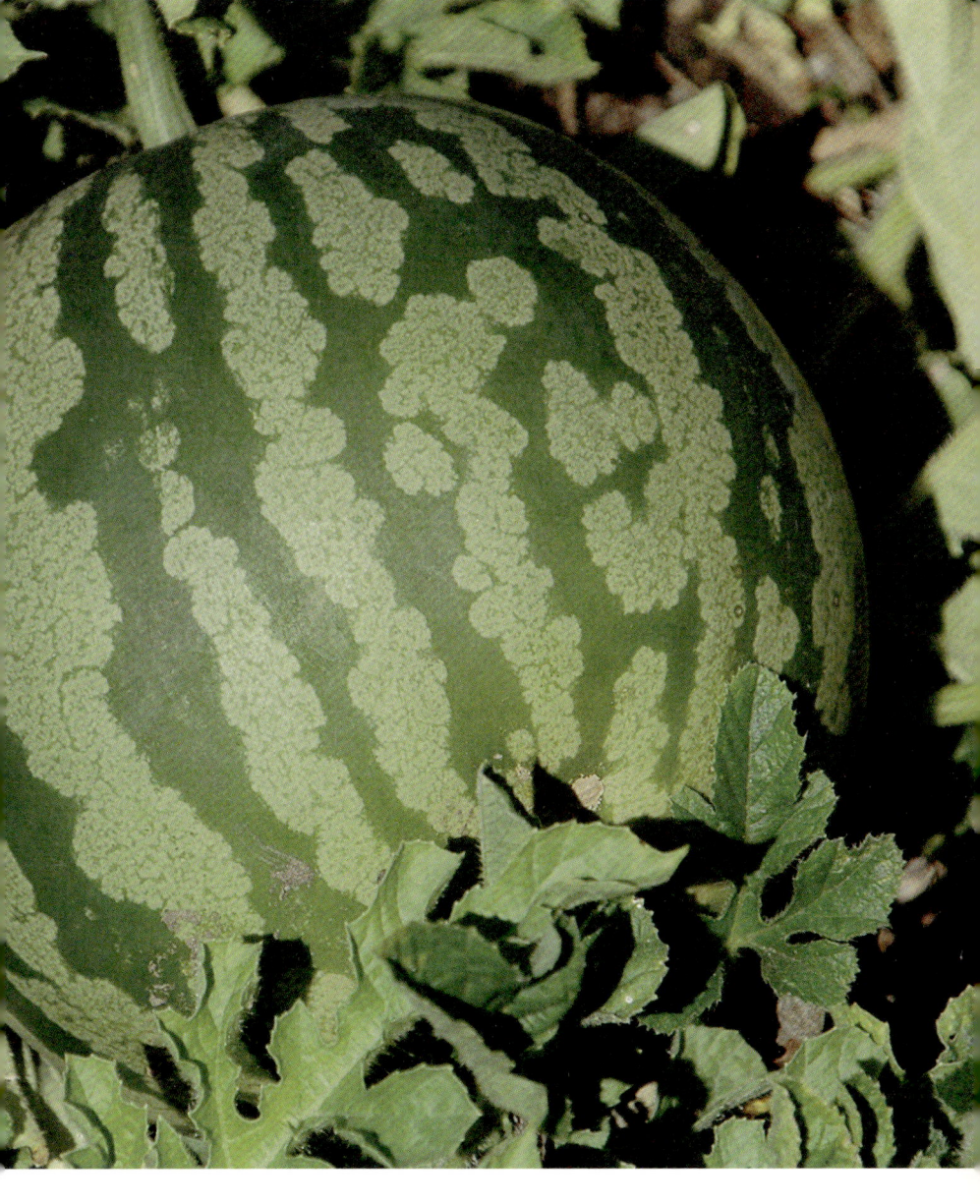

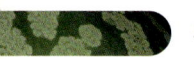

Melone *(Cucumis melo L.)* *Teil 2*

Man unterscheidet zwei Arten der Melone: die Wassermelone und die Zuckermelone. Die Wassermelone, die
den Hauptanteil aller eingeführten Melonensorten aus-
macht, ist sehr saftig, von mäßig süßem Geschmack, und das Fruchtfleisch ist zersetzt von dunkelbraunen essbaren Kernen. Die Schale der
Wassermelone ist glatt und grün, gelegentlich auch marmoriert oder
von gelben Streifen durchzogen. Zu den Zuckermelonen – die botanisch eher mit den Gurken als mit den Wassermelonen verwandt sind
– gehören u. a. Netzmelone, Galiamelone, Honigmelone. Wegen der
unterschiedlichen Reifezeiten in den Herkunftsländern kann man in
Deutschland Melonen beinahe das ganze Jahr über kaufen, die Haupt-
saison liegt allerdings im Sommer.

Wassermelonen galten in der überlieferten Medizin als wirksam gegen
Nierenleiden, Gicht, Rheumatismus, Leberentzündungen und zur Ent-
wässerung. Aufgrund ihres hohen Wassergehaltes und der äußerst
niedrigen Kalorienzahl ist die Frucht ein beliebter Bestandteil von Fas-
tenkuren und Obsttagen. Sie soll vor freien Radikalen schützen und
das Immunsystem stärken. An heißen Tagen ist die Wassermelone ein
hervorragender Durstlöscher.

Ihrer imposanten Größe wegen – die rundlichen, ovalen oder walzen-
förmigen Früchte können bis zu 15, selten bis 20 kg wiegen – und der
auffälligen Schalenzeichnung sind Wassermelonen begehrte Dekorati-
onsobjekte. Geübte Finger schnitzen aus der geteilten Frucht Häupt-
lingsgesichter, springende Pferde, Herzen, Rosen – der Fantasie sind
hier keine Grenzen gesetzt –, und kunstvolle Kreationen schmücken
allerorten die Buffets.

Dort finden sich auch die vielfältigen Verwendungsmöglichkeiten der
Melone in Speisen wieder. Mit Käse oder Schinken wird sie als Vor-
speisen serviert, als frische Beigabe zu Salaten, pur oder in der Kom-
position eines Fruchtsalates zum Dessert. An der Bar mixt man sie in
fruchtige Drinks oder Cocktails.

Wermut

Der Namensgeber
eines bitteren Tropfens:
duftender Wermut.

Dicht bei den Melonen
der Platz der Stauden des bitteren Wermuts.
Alles andre als duftend,
schmeckt er bitter beim Trinken.
Brennenden Durst und glühendes Fieber
schafft er zu verbannen.
Wenn Kopfweh mit plötzlich stechendem Schmerz
oder Schwindel dich quält,
verkoche das bittre Laub zu Brühe
tränke damit den Scheitel,
lege zusammengebundene Blätter darauf,
und fixiere sie mit einem Verband.
Du wirst nicht lange Zeit später
die Wirkung bewundern und alle Kräfte des Wermuts.

nach Walahfrid Strabo

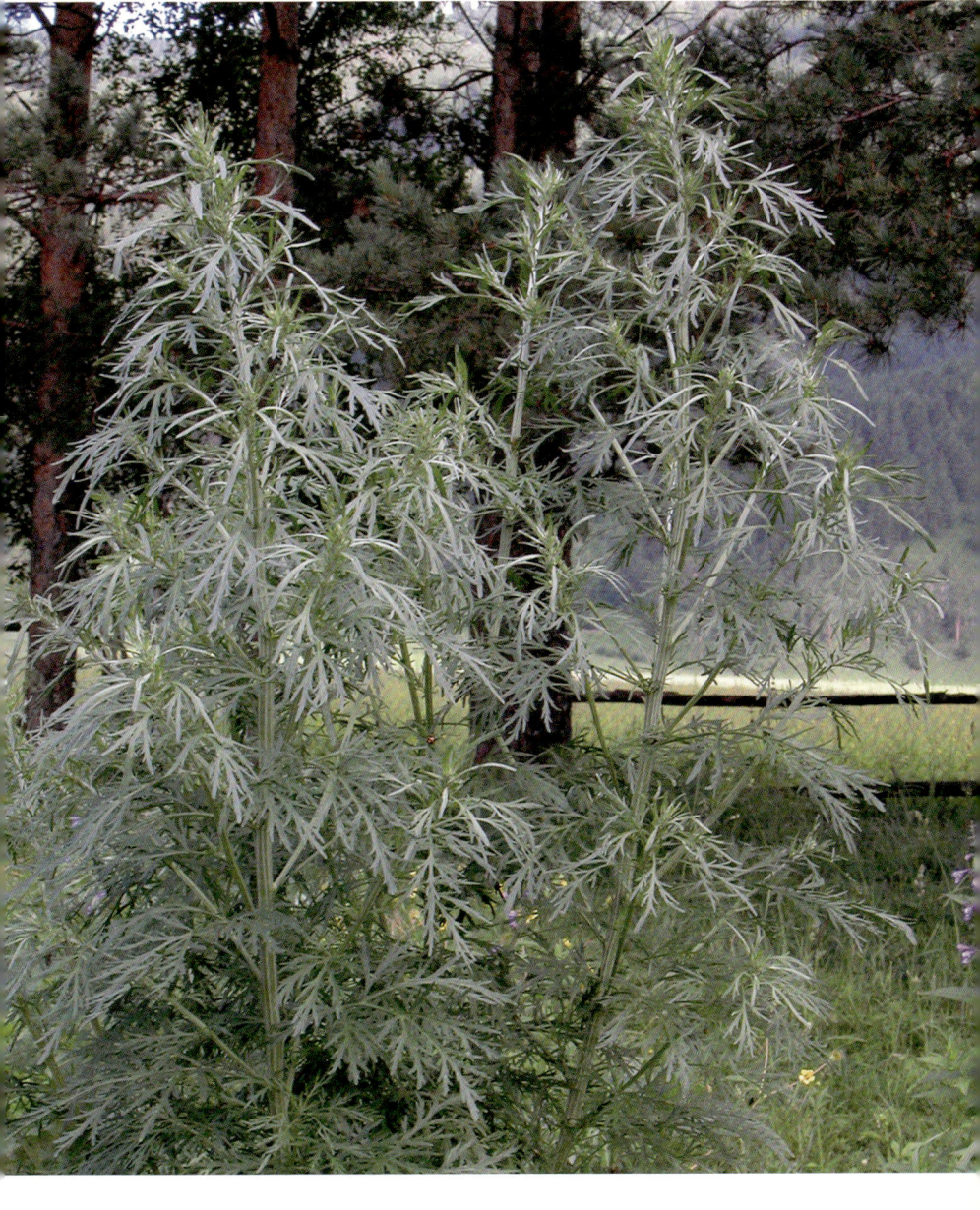

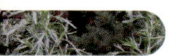

Wermut *(Artemisia absinthium)*

D en Wermut bewundern mit all seinen Kräften! Walahfried war sich der Fähigkeiten des Heil- und Nutzkrautes bewusst. Vielleicht mischte auch er Wermut in seine Tinte, um das Papier vor Mottenfraß zu schützen. Viele Mönche machten sich im Mittelalter diese Eigenschaft zunutze.

Die Pflanze wurde bereits in der Antike für ihre Eigenschaften gerühmt. Im Altertum war sie der Göttin Artemis geweiht, der wilden Jägerin, und darauf begründet sich auch ihr lateinischer Name »Artemisia«. Eine Sage erzählt, die Göttin habe die Wunderkräfte des Wermutkrauts dem Zentauren Cheiron verraten. Der Name Wermut ist eine Metapher für Bitterkeit und Trauer und findet seinen symbolischen Ausdruck im »Wermutstropfen«, der uns Schönes vergällen kann. Auch ein Tropfen echten Wermuts verleiht einem süßen Getränk eine Spur Herbheit.

Neben der Helligkeit der Heilwirkung umgab den Wermut in früheren Jahrhunderten dunkle Magie. Er galt als dämonenabwehrend, und sein Rauch schützte angeblich Kinder und Tiere vor dem Teufel und allem Bösen. Brauch war es, in den Raunächten die Ställe des Viehs zur Abwehr von Hexerei und Zauberei mit Wermut auszuräuchern. Es gibt Sagen und Legenden, die von verhexten Tieren berichten, denen durch Wermutbüschel die Dämonen ausgetrieben werden konnten.

Als Heilpflanze wurden dem Wermut zahlreiche Wirkungen zugeschrieben. Er galt u. a. als appetitanregend, verdauungsfördernd und hilfreich bei Kopfschmerz, Entzündungen und Gelbsucht. Hildegard von Bingen, die ihn »wermuda« nannte, bezeichnete eine vorbeu-

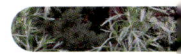

gende Wermutkur als Mittel gegen die Krankheit, die heute als Arteriosklerose bekannt und gefürchtet ist.

Die Wermutpflanze ist ein krautiger, bis zu 1 m hoher Busch. Gräulich grün changiert das Kraut und duftet aromatisch und intensiv.

In der freien Natur nur noch selten anzutreffen, findet man Wermut an felsigen, trockenen und sonnenbeschienenen Flecken ebenso wie in der Nähe von Flüssen, an Wegen, Dämmen und in Weinbergen.

Im Garten sollte man einen sonnigen Standort wählen, ansonsten werden von der Pflanze nur geringe Ansprüche gestellt.

Von Juni bis September erscheinen gelbe Blüten, in dieser Zeit können die Blätter gepflückt und die blühenden Zweigspitzen geschnitten werden. Gebündelt und mit der Blüte nach unten werden sie zum Trocknen im Freien an einem schattigen Platz aufgehängt.

In der Küche wird das Kraut nur in kleinsten Mengen verwertet, weil das Aroma sehr dominant ist. Verwendet wird es zu fetten und gebratenen Fleischgerichten. Versetzt man Branntwein mit einigen Blättern, erhöht das die Bekömmlichkeit.

Überhaupt: der Alkohol! Wermut (international Vermouth) ist ein mit Gewürzen und Kräutern versehener und aufgespritzter Wein. Er wird als Aperitif gereicht, gehört zu vielen Cocktailrezepten und findet zur Verfeinerung von Speisen den Weg in den Kochtopf. Erfunden wurde das Getränk von Antonio Benedetto Carpano im 18. Jahrhundert in Turin. Ende des 19. Jahrhunderts wurde der Wermut Grundstoff des berühmt-berüchtigten Schnapses Absinth, dessen Konsum sich besonders in Frankreich massenhaft verbreitete und der rasch zum Kultgetränk namentlich der Pariser Bohème avancierte. Die gravierenden gesundheitlichen und sozialen Schäden, die der übermäßige Genuss des Getränks angeblich zur Folge hatte, führten dazu, dass es zeitweise in einigen europäischen Ländern verboten war.

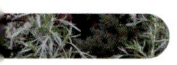

REZEPTE *Wermutwein nach Hildegard von Bingen*

ZUTATEN:
1 l qualitativ hoch-
wertiger Wein
150 g Honig
40 ml Wermut-
frühlingssaft
(gepresst aus
frischem jungem
Frühlingswermut-
kraut)

Der Wein wird zum Sieden gebracht und der Wermutfrühlings-
saft mit dem Honig hineingegossen. Anschließend sofort vom
Feuer nehmen, abseihen und steril in Halbliterflaschen abfül-
len.

Kurmäßig von Mai bis Oktober jeden 2. oder 3. Tag ein Schnaps-
gläschen morgens nüchtern trinken.

Die Inhaltsstoffe des Getränks sorgen für einen Durchblutung
sämtlicher Organe, aktivieren sämtliche Körperfunktionen und
stärken für den ganzen Tag.

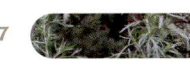

Wermut wird u. a. angewendet:

Zur Vorbeugung und Beseitigung von *Arteriosklerose, Koronarsklerose, Zerebralsklerose.*

Bei *Stoffwechselleiden* wie *Gicht, Rheuma, erhöhtem Harnsäurespiegel* und *Altersdiabetes.*

Zur Linderung von *Appetitlosigkeit* sowie von *Magen- und Darmleiden* mit Blähungen.

Durch Anregung von Speichel, Gallen- und Magensäften verbessert er die Verdauung.

Er steigert die Abwehrkräfte gegen die Virusgrippe und unterstützt die Genesung nach überstandenen Infektionen.

TEE ZUR FÖRDERUNG DER VERDAUUNG:

Als Tagesdosis 3 g trockenes Wermutkraut mit einer Tasse heißen Wassers übergießen, 10 Minuten ziehen lassen und durch ein Teesieb geben. Den tassenweise frisch zubereiteten Tee mehrmals täglich 30 Minuten vor den Mahlzeiten trinken.

Äußerlich angewendet wird Wermut beispielsweise zur Wundreinigung und bei Insektenstichen. **UMSCHLÄGE MIT PULVERISIERTEM FRISCHEM WERMUTKRAUT**, durchfeuchtet mit wenig Zitronensaft, werden gegen Hautleiden aller Art empfohlen.

Schwangere müssen die Droge meiden!
Auch für den Wermut gilt der unbedingte Rat, vor der Anwendung ärztlichen Rat einzuholen.

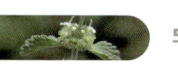

Marrubium (Andorn)

Gift des Eisenhuts –
süß duftend schmeckt bitterherb
hilfreicher Andorn.

S oll ich daneben wachsend den Andorn erwähnen
das schätzenswert wirkreiche Kraut,
scharf brennend im Mund,
durch Welten getrennt Geschmack und Geruch:
süß duftend, schmeckt er nicht süß,
doch vermag er schlimme Beklemmung zu lindern.
Heiß genossen hilft er besonders,
zwingt man sich nach dem Essen,
einige Gläser davon zu trinken.
Auch die das Leben bedrohende Gefahr
durch giftigen Eisenhut vermag er zu verscheuchen.

nach Walahfrid Strabo

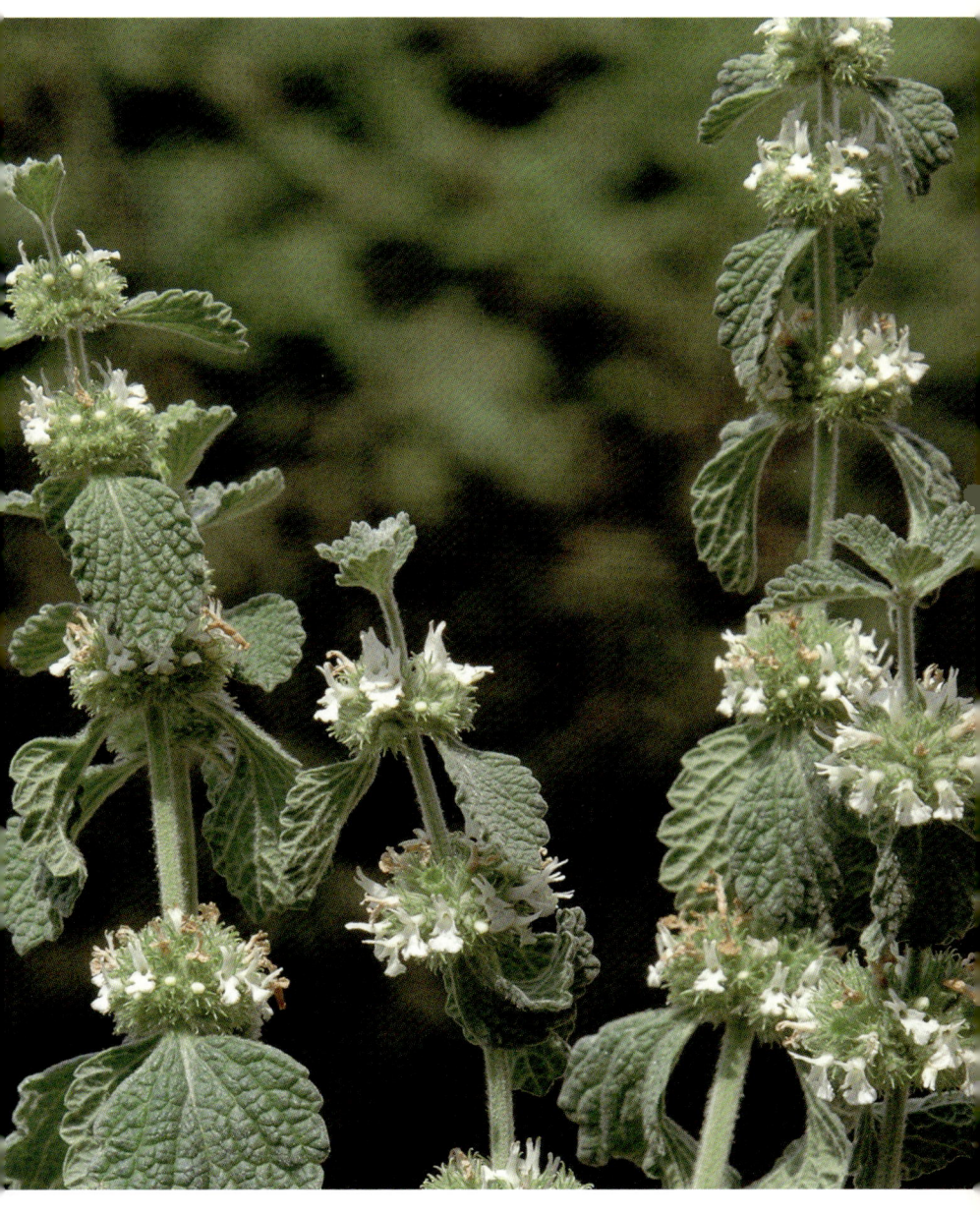

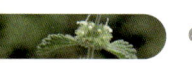

Andorn *(Marrubium vulgare L.)*

D er Andorn (den Hildegard von Bingen erstmalig so nannte und der Beinamen trägt wie Weißer Andorn, Mariennessel, Helftkraut, weißer Dorant oder Berghopfen) diente bereits den Ägyptern und Römern als heilsames Kraut. Die Pflanze stammt ursprünglich aus Südeuropa und wurde schon im alten Griechenland geschätzt. Aufzeichnungen aus dem 1. Jahrhundert n. Chr. empfehlen den Andorn bei Husten und Asthma.

Plinius der Ältere (23–79), der in seiner Naturalis historia (Naturgeschichte) das naturgeschichtliche Wissen der damaligen Zeit dokumentierte, kannte den Andorn als Gegengift bei Schlangenbissen, und auch Walahfrid berichtet über die entgiftende Wirkung der Pflanze. Der Aberglaube besagte, Andorn schütze Kinder vor Gefahr und könne böse Geister und Feinde verjagen.

Befasst man sich mit den dem Andorn zugeschriebenen Heilkräften, so ist es verwunderlich, dass das Kraut heute so gut wie vergessen ist. Die Volksmedizin berichtet, Andorn sei blutbildend, entzündungshemmend, gut gegen Bronchitis, Magen- und Darmbeschwerden, Leber-, Gallen- und Abwehrschwäche und vieles mehr. Ein Grund für das Vergessen ist wohl, dass die Schulmedizin diese Wirkungen nicht umfassend anerkennt. Die Wirkung des enthaltenen Bitterstoffes Marrubiin, der der krautigen Pflanze den ursprünglichen Namen gab, ist indessen unbestritten; er regt die Speichel-, Magensaft- und Gallensekretion an.

Hildegard von Bingen berichtet ausführlich über ihre Erfahrungen mit der Pflanze:

»Der Andorn ist warm und hat genug Saft, und er hilft gegen verschiedene Krankheiten. Denn wer taube Ohren hat, der koche An-

dorn in Wasser und nehme ihn aus dem Wasser und lasse seinen warmen Dunst in seine Ohren dringen, und er lege ihn so warm um die Ohren und den ganzen Kopf, und er wird ein besseres Gehör erlangen. Und wer in der Kehle krank ist, der koche Andorn in Wasser, und er seihe jenes Wasser durch ein Tuch, und er füge zweimal so viel Wein bei, und er lasse es nochmals in einer Schüssel aufkochen unter Beigabe von genügend Fett, und so trinke er es oft, und er wird in der Kehle geheilt werden. Und wer kranke und gebrochene Eingeweide hat, der koche Andorn in Wein unter Beigabe von genügend Honig. Und dieses Gekochte schütte er in einen Topf und trinke es oft abgekühlt, und die Eingeweide werden geheilt.«

Der Andorn erreicht Wuchshöhen zwischen 30 und 80 Zentimetern. Mit seinen filzig wirkenden, silbrig behaarten Trieben und Blättern ist er eine duftende Augenweide im heimischen Kräutergarten. In der freien Natur findet man Andorn in Mitteleuropa in der Nähe kleiner Ortschaften, wo er ebenso wie im Garten mit kargen Gegebenheiten vorlieb nimmt. Er gehört zu den ruderalen Pflanzen und wächst mit als erster auf künstlich geschaffenen Arealen wie Schuttplätzen oder Aufschüttungen. Mittlerweile selten geworden, steht er heute vielerorts unter Naturschutz.

Als Küchenkraut konnte der bittere Andorn keinen Ruhm erringen. Bereitet man aus dem Kraut allerdings einen Sirup, so geben einige Tropfen davon einem süßen Dessert eine ausgefallene Note.

Andorn ist eine süß duftende Pflanze mit bitterem Geschmack, deren schädliche Wirkung bei Überdosierung oder Gebrauch bei Herzerkrankungen, Schwangerschaft und Stillzeit nicht unerwähnt bleiben darf. Im mittelalterlichen Klostergarten hingegen war der Andorn hochgeschätzt, und Walahfrid erzählt uns davon.

REZEPTE *Andorn-Kräutersirup*

ZUTATEN:
500 g Zucker oder
Honig
1 l Wasser
100 g Andorn-Kraut

Das Andornkraut in das kalte Wasser geben, aufkochen und anschließend 15 Minuten ziehen lassen. Das Kräuterwasser durch ein Tuch geben. Zucker oder Honig hinzufügen, 3 Minuten köcheln lassen und noch warm in Flaschen oder Gläser abfüllen und verschlossen abkühlen lassen.

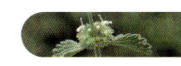

Als Droge werden die getrockneten Blätter und oberen Stängelteile verwendet, das sogenannte Andornkraut.

In erster Linie wirkt der Andorn anregend auf die Luft- und Verdauungswege und wird daher in der Volksmedizin vorwiegend bei *Bronchitis* verordnet.

Hilfreich ist Andorn auch gegen *Verdauungsbeschwerden*. Er stärkt die Abwehrkräfte und auch das Immunsystem. Ein *schwacher Kreislauf* lässt sich durch Andorn stabilisieren.

Innerlich kann man Andorn als **TEE** oder als **TINKTUR** anwenden.

Tee brüht man aus zwei Teelöffeln Andornkraut und einer Tasse kochendem Wasser. Nach einer Ziehzeit von 10 Minuten kann das Getränk abgeseiht und in kleinen Schlucken getrunken werden. Der Genuss sollte sich auf ein bis drei Tassen beschränken.

Für eine Andorn-Tinktur füllt man Andornkraut in ein Deckelglas, bedeckt es vollständig mit hochprozentigem Alkohol, z. B. Doppelkorn, verschließt das Glas und lässt das Ganze 3 bis 6 Wochen ziehen. Anschließend abseihen und in eine Flasche umfüllen. Von dieser Tinktur werden ein bis dreimal täglich 20–50 Tropfen in Wasser verdünnt eingenommen. Bei Ekzemen, Geschwüren und Wunden werden Umschläge mit Andorntee oder verdünnter Tinktur empfohlen.

Frischer Andorn kann ausgepresst als **SAFT** für eine *Entschlackungskur* verwendet werden.

Vorsicht ist geboten bei Magen- und Darmgeschwüren, denn hier muss man sich besonders penibel an die – am besten vom Arzt oder Apotheker – vorgegebenen Dosierungen halten. Dies gilt auch bei Herzerkrankungen.

In der Schwangerschaft und Stillzeit sollte man die Einnahme des Andorns vermeiden.

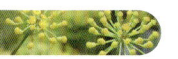

Fenchel

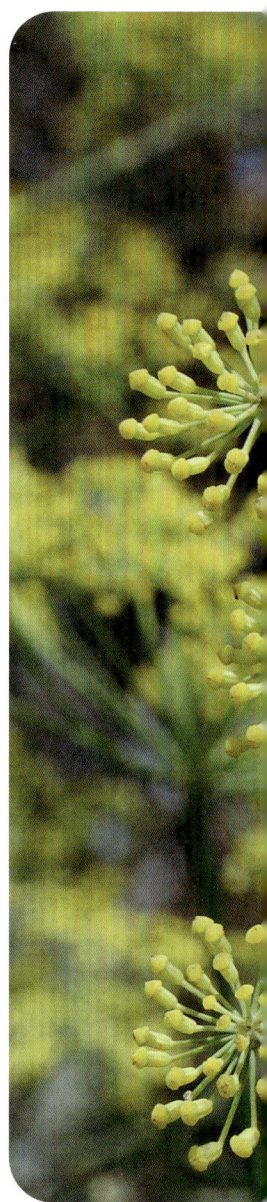

Süß der Fenchelduft.
Süß und klein meine Tochter –
so lang ist das her.

Auch der zu ehrende Fenchel
soll hier nicht verheimlicht werden.
Kräftig von Spross,
die Arme zur Seite gestreckt,
ist er recht süß von Geschmack und Geruch.
Helfen soll er den Augen,
wenn Schatten sie trüben,
und sein Same, getrunken mit Ziegenmilch,
lockre und löse, so sagt man,
Verstopfung und Blähung.
Keuchenden Husten
heilt bald die Wurzel des Fenchels
vermischt und genossen mit Wein.

nach Walahfrid Strabo

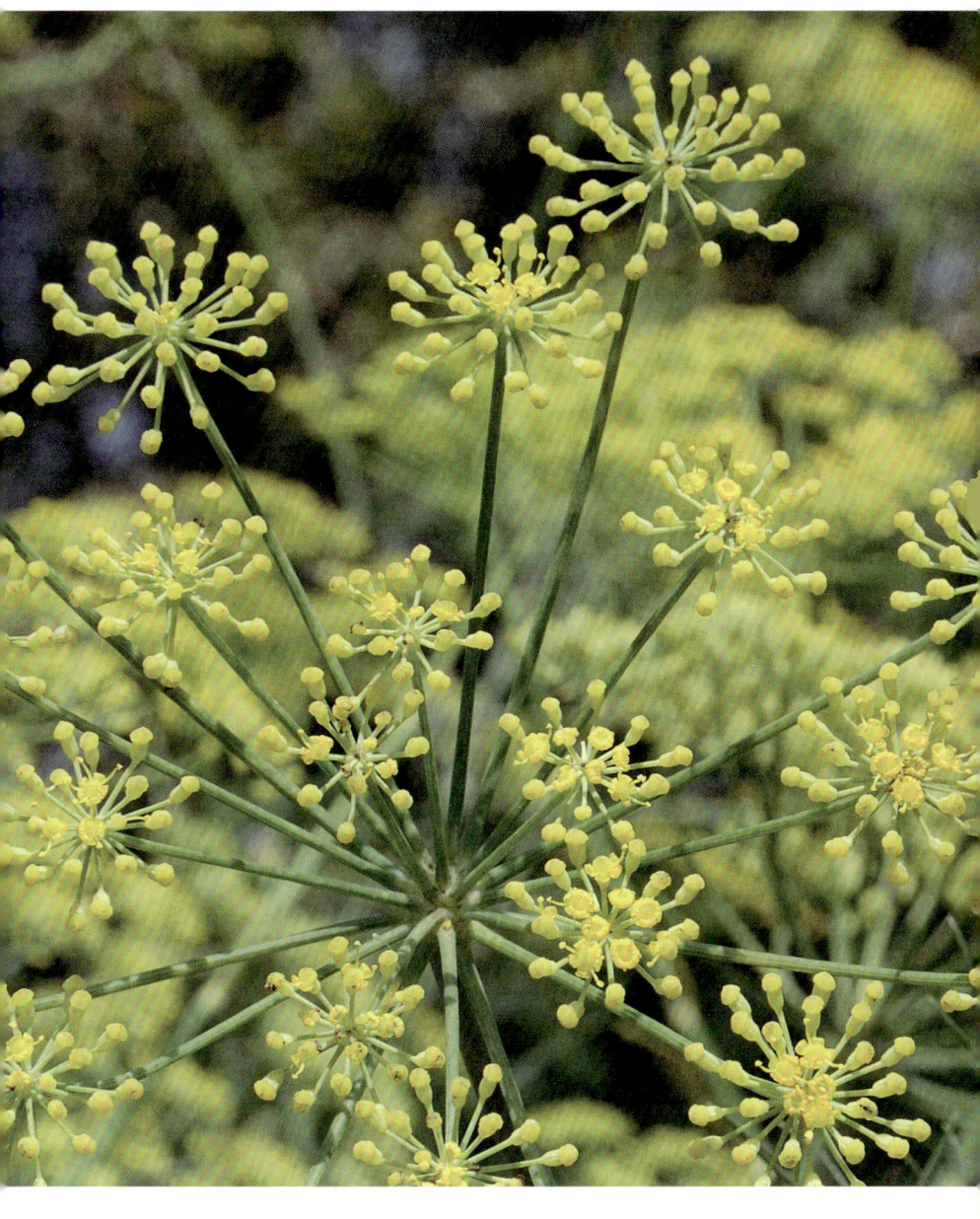

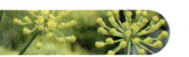

Fenchel *(Foeniculum vulgare)*

V ermischt und genossen mit Wein, so Walahfrid, vertreibe die
Fenchelwurzel den Husten. Sicherlich ein guter Ratschlag – für
Erwachsene! Mich hat der Fenchel begleitet, als meine Tochter
in den Windeln lag und darüber hinaus, und er hat ihr bei Bauch-
schmerz geholfen und sie beruhigt. In späteren Jahren entfaltete der
Fencheltee – der aus dem Samen des Fenchels hergestellt wird und
nach Anis schmeckt – auch bei Halsweh und Bronchitis seine wohltu-
enden Kräfte.

Doch die Liste der Anwendungsgebiete der Heilpflanze reicht weiter:
er wirke antibakteriell, so die Volksmedizin, entspannend, harntreibend, gegen Augenleiden, Erkältungen, Kopfschmerzen und Schlaflosigkeit.

Der Fenchel ist eine zweijährige, vierzig Zentimeter bis zwei Meter
hohe krautige Pflanze, und auch ihr würziger Duft erinnert an Anis.
Ursprünglich aus Südeuropa stammend, wächst er auch in heimischen
Gärten oder verwildert und ähnlich dem Andorn auf Schutthalden in
Gesellschaft anderer ruderaler Pflanzen. Will man ihn im Garten kultivieren, muss man auf einen windgeschützten sonnigen Standort und
nahrhaften Boden achten. Damit der Samen reifen kann, braucht der
Fenchel lange, warme Sommer bis in den Oktober hinein, die Zeit, in
der die Samen geerntet werden können.

Wie viele andere Heilkräuter ist der Fenchel seit Jahrtausenden vielerorts den Heilkundigen bekannt, selbst im alten China wurde er
geschätzt. Inmitten von Fenchelfeldern lag der griechische Ort Marathon – dort besiegte Militiades 490 v. Chr. die Perser, dort überwand
ein Läufer eine Strecke von knapp 42 km, um eine Nachricht zu über-

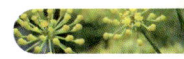

bringen – und »marathon« hieß der Fenchel im alten Griechenland. Dort wurden die Samen auch als Aphrodisiakum verwendet, sie sollten die Lust der Männer steigern. Eine alte Tradition beschreibt Fenchel als Geschenk nach einer Entbindung: der Geruch des Krautes sollte das Baby vor lästigen Fliegen schützen, der daraus zubereitete Tee den Milchfluss anregen. Auch sei Fenchel in probates Mittel gegen Hexerei und böse Geister.

Seit dem 9. Jahrhundert bauten Benediktinermönche den Fenchel in ihren Klostergärten an. Hildegard von Bingen, die als Benediktinerin von den Regeln Benedikts von Nursia geprägt war, ließ sich von diesen und Benedikts Leidenschaft zu klösterlicher Heilkunde zu ihren eigenen Studien und Anwendungen anregen. Über den Fenchel schreibt sie: »Wie auch immer Fenchel gegessen wird, macht er den Menschen fröhlich, vermittelt eine angenehme Wärme und guten Schweiß und bereitet auch eine gute Verdauung.« Bei Magenschmerzen empfahl sie den Genuss von zwei bis drei Tassen Tee am Tag.

In der Küche ist Fenchel ebenfalls beliebt. Man würzt damit Fleisch, Saucen, Salate und Suppen oder flambiert gegrillte Fische auf getrockneten Fenchelblättern. Nudel- und Reisgerichten gibt er einen ausgefallenen Geschmack. Die Fenchelknolle kann man als Gemüse zubereiten. In alkoholischen Getränken wie Absinth oder Pastis, die Anis enthalten, rundet er den Geschmack ab.

Noch einmal, wie am Anfang, zurück vom Alkohol zu der Verwendung des Fenchels bei Kindern: Er ist nicht nur hilfreich, sondern wegen seines angenehmen Geschmacks gerade bei unserem Nachwuchs sehr beliebt.

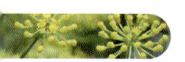

REZEPTE   *Huhn mit Fenchel*

ZUTATEN:
1 Freilandhuhn
100 g ungeschälte Mandeln
1 Handvoll Fenchel-blätter
1 Handvoll Petersilie
1/2 l Wasser
1/4 Teelöffel Feines Gewürz
1 Teelöffel Schwei-neschmalz oder 2 Esslöffel Öl
Salz

- *Huhn in Stücke schneiden.*
- *Hühnerstücke bei starker Hitze braun anbraten. Mit Wasser ablöschen, salzen und 40–45 Minuten kochen.*
- *Kräuter waschen und mit den Mandeln im Mixer zerkleinern.*
- *Wenn das Huhn gar ist, aus dem Topf nehmen und warm stellen.*
- *Mandel-Kräutermischung zur Sauce geben und kochen, bis sie eindickt.*
- *Das Huhn anrichten, Sauce durch ein Sieb passieren und die Stücke damit überziehen. Mit einer Prise »Feinem Gewürz« überstreuen und servieren.*

ZUTATEN FEINES GEWÜRZ:
12 g Pfeffer
12 g Ingwer
12 g Zimt
4 g Nelken
12 g Lorbeerblätter
Die Gewürze zu Pulver verarbeiten

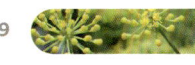

Fenchel hilft bei *Erkrankungen der oberen Atemwege*. Eingesetzt werden hier FENCHELTEE, aber auch der FENCHELHONIG, der mit weiteren ätherischen Ölen versetzt ist.

Für den Tee übergießt man 1 EL zerstoßenen Fenchelsamen mit ¼ l heißem, nicht mehr kochendem Wasser. Nach 10 Minuten Ziehzeit gesüßt genießen.

Das ätherische Öl des Fenchels wird weiterhin bei *Augenleiden* wie *Bindehautentzündung, Lidrandentzündung* oder *Augenmüdigkeit* als Hausmittel eingesetzt. Hierzu wird ein zur Teebereitung benutzter Teebeutel auf das erkrankte Auge gelegt oder ein Sud aus 1 EL Samen und ¼ l Wasser mit 1 TL Augentrost und etwas Kochsalz zubereitet und gefiltert. Die Kräuter eignen sich, in ein Tuch gegeben, als Augenpresse, der Sud als Augenspülung.

Bei *Verdauungsbeschwerden* wird der Fenchel häufig mit Kümmel und Anis gemischt und als Tee zubereitet getrunken.

Fenchel-Rotkleemischungen sollen bei *Wechseljahrsbeschwerden* hilfreich sein und bei *Menstruationsbeschwerden* eine Kombination aus Fenchel und Taubnessel.

Kleinkindern, die an *Blähungen* leiden, kann mit lauwarmem Fencheltee geholfen werden. Auch hat sich hier eine Bauchmassage mit Fenchelöl bewährt. *Dreimonatskoliken* bei Säuglingen kann so ebenfalls begegnet werden.

Bei einer Bindehautentzündung muss vorab eine ärztliche Untersuchung erfolgen!

Schwertlilie

Blüte in Purpur:
anstelle des Veilchenflors
wächst jetzt die Edle.

Auch dich will ich nicht übergehn, Gladiole,
deren Name nach dem des Schwerts
freisprachlich gebildet wurde.
Deine purpurfarbene Blüte
tritt im Sommer anstelle des lieblichen Veilchens.
Du gleichst Hyazinth,
dem als Blume wiedergeborenen Jüngling.
Getrocknete Stückchen von deiner Wurzel,
aufgelöst in flüssigem Wein,
dämpfen barbarische Blasenschmerzen.
Von dir stammt das Mittel,
das Leinengewebe Glanz und Steifheit
verleiht und es mit Blumenduft tränkt.

nach Walahfrid Strabo

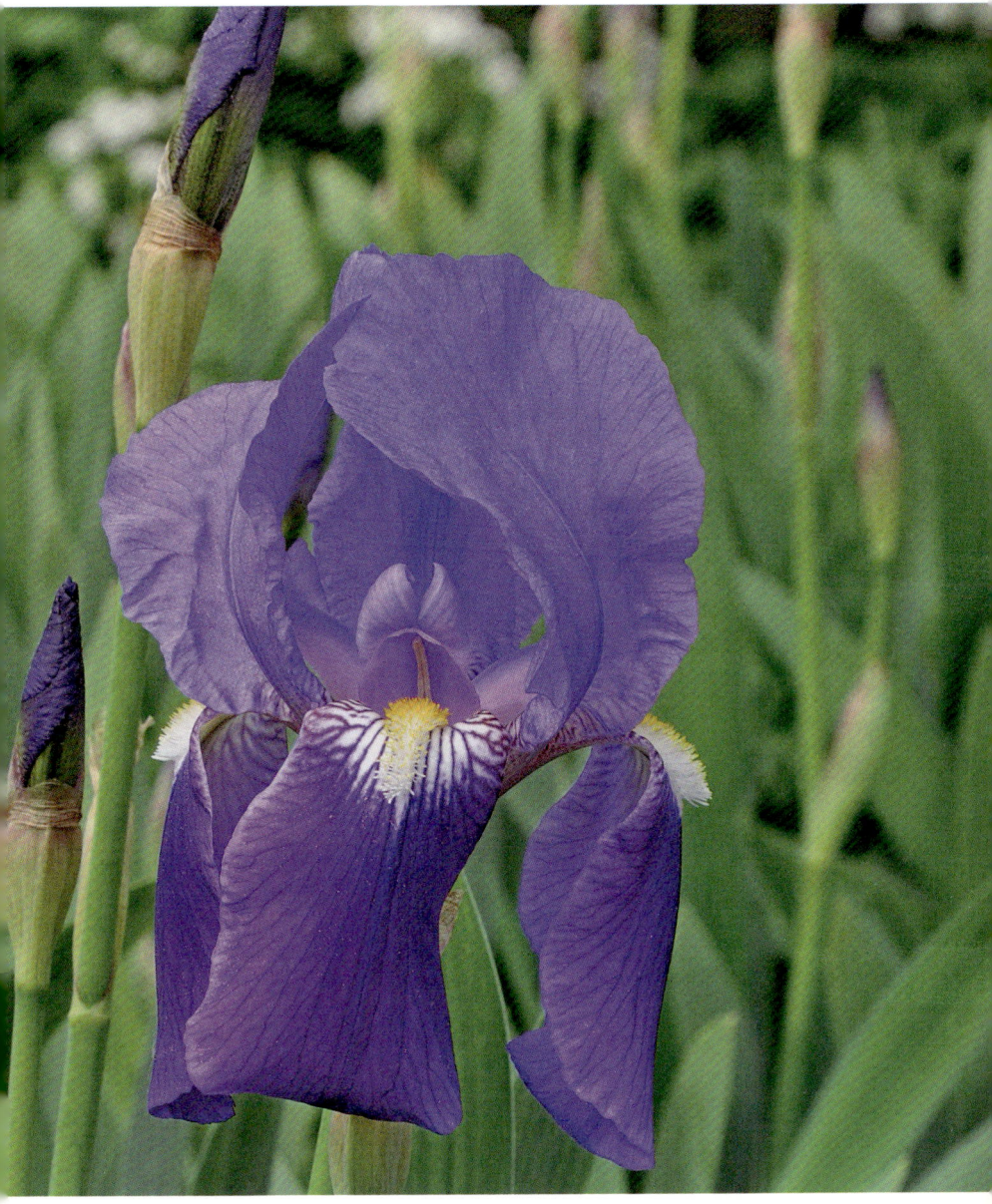

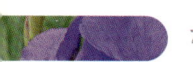

Schwertlilie *(Iris germanica L.)*

Den bunten Bogen werd' ich in die Wolken setzen
und will ich Fluten über diese Erde hetzen,
so soll als Zeichen er Erinnerung mir sein
an diesen Bund, und dann halt ich den Regen ein.

S. Prilop, Der Bund, nach: Genesis 9,13–15

Mit der »Gladiole« meint Walahfrid die blaue Schwertlilie, eine unserer Irisarten. Im Capitulare de villis wird sie als Gladiolus aufgeführt.

In der griechischen Mythologie ist sie die Pflanze der Götterbotin Iris. Diese geleitete die Seelen der Verstorbenen auf dem schillernden Regenbogen in die Ewigkeit. In der christlichen Symbolik wird die Iris die Blume der Verkündigung genannt, und der Regenbogen symbolisiert den Bund, den Gott mit den Menschen nach der Sintflut geschlossen hat: Neben der Taube mit dem Ölzweig sah Noah als erstes den Regenbogen.

Bis heute assoziiert man den Namen mit der Himmelserscheinung, weil die Blüten der Iris regenbogengleiche Farben aufweisen, also rot, orange, gelb, grün, hellblau, indigo, violett und und andere Spielarten mehr. Bei allen Sorten ist das Blattwerk bläulichgrün und schwertartig, die Wuchshöhe der Pflanze kann bis zu einem Meter betragen. Die Bauerngarten-Iris erfreut sich hierzulande bis heute großer Beliebtheit.

Wegen ihres Wohlgeruchs – die getrockneten Wurzelsprossen verströmen nach langer Lagerung einen angenehmen Veilchenduft – war die

Droge bereits in der Antike beliebt. Im Volksmund trug sie daher auch den Namen Violwurtz oder Veilchenwurz. Ursprünglich als Zierpflanze eingeführt, verwilderte sie rasch in den Burg- und Klostergärten.

Hildegard von Bingen schildert ihre Vorzüge für die Heilkunde so: *»Die Schwertlilie ist warm und trocken, und ihre Kraft liegt in der Wurzel, und ihre Grünkraft steigt in die Blätter auf.*

Im Mai aber nimm den Saft ihrer Blätter und mache Fett in einer Schüssel flüssig und füge diesen Saft bei und bereite so eine Salbe, so dass die grün erscheint. Und jenen, der die kleine Krätze hat, den salbe oft mit dieser Salbe, und er wird geheilt werden. Und wer im Gesicht harte Haut hat wie Rinde oder wer dort beulig ist oder wer eine schlechte Farbe hat, der drücke den Saft ihrer Blätter aus und gieße ihn in ein Gefäß zum Wasser aus großen Flüssen, wie schon gesagt wurde, und er erwärme dies gleichzeitig ein wenig. Und so wasche er sein Gesicht mit diesem Wasser und diesem mäßig erwärmten Saft, und dies tue er oft, und es macht eine angenehmere Haut und gute und schöne Farbe im Gesicht.«

Heute wird Iriswurzel nicht als Einzeldroge verwendet, sondern als Bestandteil von Hustenmitteln und hustenreizlindernden Husten- und Bronchialtees. In Mitteln gegen Mundgeruch dient sie als Zusatz, auch in Zahncremes. Bis in die 1950er Jahre wurde die Wurzel der Veilchen-iris zahnenden Kindern zum Beißen gegeben.

Das ätherische Öl der Pflanze findet sich als Aroma in Weinen und Tabaken und in Likören wie Benediktiner, Cordial Medoc oder Danziger Goldwasser.

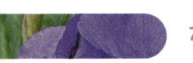

Auf Maler und Bildhauer übte die Iris bereits im Altertum und im Mittelalter einen großen Reiz aus, und auch die Dichter nahmen sich zu allen Zeiten ihrer an:

Sieben Billionen Jahre vor meiner Geburt

Sieben Billionen Jahre vor meiner Geburt
war ich eine Schwertlilie.
Meine Wurzeln
saugten sich
in einen Stern.
Auf seinem dunklen Wasser
schwamm
meine blaue Riesenblüte.

Arno Holz (1863–1929)

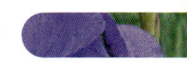

Danziger Goldwasser

Zubereitung:
Die grob zerstoßenen Gewürze mit dem Branntwein in eine Flasche geben und verschließen. 4 Tage ziehen lassen, dabei mehrmals schütteln. Anschließend durch ein Tuch seihen und den Branntwein mit dem Zucker vermischen. Rosen- und Orangenblütenwasser und Blattgold hinzufügen, in durchsichtige Flaschen füllen und kühl aufbewahren.

ZUTATEN:
1 l Branntwein
250 g Zucker
1 Zimtstange
10 g getrocknete Bitterorangen
5 g Kardamon
4 g Koriander
1 g Nelken
2 EL Rosenwasser
2 EL Orangenblütenwasser
2 Blatt Blattgold

Teilweise wird die gelbe Schwertlilie noch in der **HOMÖOPATHIE** verwendet.

Dort heißt es, Beschwerden des *Verdauungssystems*, die gut auf Iris ansprechen sollen, sind mit ausgeprägtem Brennen und Säure verbunden.

Ein wichtiges Einsatzgebiet von Iris in der Homöopathie ist auch *Migräne*, und zwar vor allem, wenn diese an Ruhetagen auftritt, also die sogenannte Sonntagsmigräne.

MEDIZINISCHE ANWENDUNG

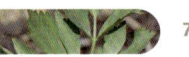

Liebstöckel

Großkraut Liebstöckel –
es ranken sich um dich her
Blindheitslegenden.

Aus Liebe zu allem was wächst
in meinem duftenden Garten
will ich auch dich, Liebstöckel, nennen.
Zwar sagt die Legende ihr nach,
Saft und Geruch schade den Augen
bis zur Blindheit hin.
Aber gemischt mit anderen Kräutern
sind als hilfreicher Zusatz die kleinen Samen zu loben.

nach Walahfrid Strabo

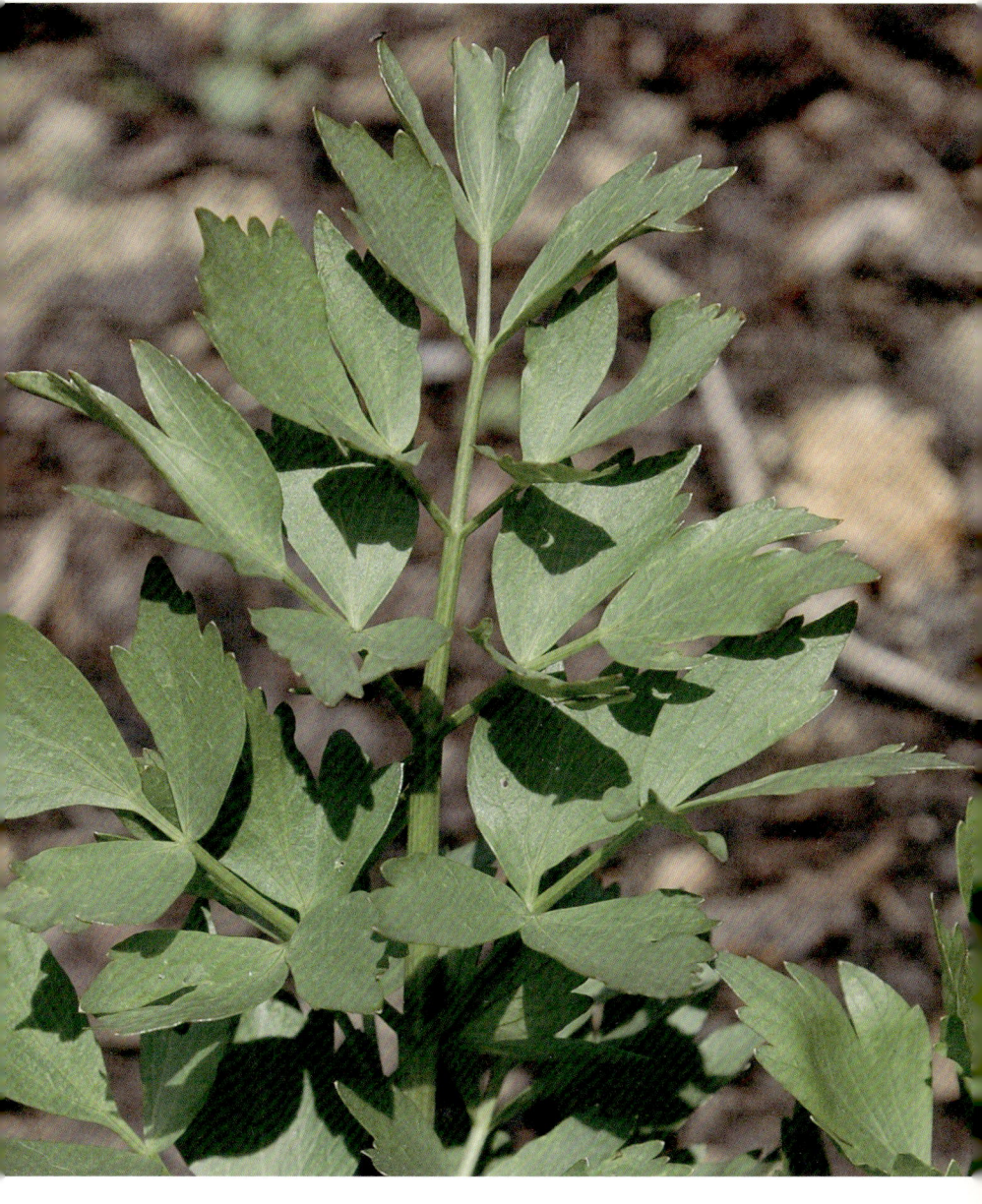

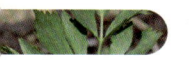

Liebstöckel *(Levisticum officinale Koch)*

*L*iebstöckel ist im Garten schwerlich zu übersehen: die aromatische Gewürzstaude erreicht leicht eine Höhe von 2 Metern. Die zu den Doldenblütlern gehörende Pflanze hat grüne, leicht gezackte Blätter. Die großen gelben Dolden erblühen im Sommer und senden einen intensiven Geruch aus, der an die industriell erstellte Maggi-Würze erinnert, die jedoch keinen Liebstöckelanteil enthält. Dennoch kennt der Volksmund das Gewürzkraut unter dem Namen Maggikraut. Aber auch Badkraut, Gebärmutterkraut, Gichtstock, Leibstöckle, Liebrohr, Liebstengel, Lobstock, Lustecken, Luststöckel, Nervenkräutel, Rübestöckel, Saukraut, Sauerkrautwurz, Schluckwehrohr, Wasserkräutel und andere Bezeichnungen mehr sind überliefert. In beinahe jeder steckt ein Hinweis auf die vermeintliche Heilwirkung: Im Bad stärkt das Kraut die Glieder, es hilft bei Frauenleiden und Gicht, behebt Nervenschwäche und Nervosität, ist harnfördernd und soll die Lust der Männer fördern. Schon Hildegard von Bingen vertrat die Meinung, dass der aromatische Duft »*die Neigung vergrößert und sich gar lieblich den Frauensleuth anthut, so sie davon ins Badfaß geben*«.

In der Antike spielte Liebstöckel wohl noch keine Rolle; erst, nachdem die Pflanze im Capitulare de villis erwähnt und als »Sipe« in der Landesgüterverordnung von Karl dem Großen zum Anbau vorgesehen wurde, trat sie ihren Siegeszug durch Kloster- und häusliche Gärten an. Seitdem wird sie bis heute von allen Autoren als Heilkräuterpflanze, aber auch als Küchenkraut beschrieben.

Hören wir noch einmal Hildegard: »*Wenn jemand hustet, so dass er in der Brust Schmerz zu empfinden beginnt, nehme er Lieb-*

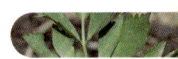

stöckel und Salbei auf gleiche Weise und Fenchel zweimal so viel wie diese zwei, und er lege das gleichzeitig so lange in guten Wein, bis dieser Wein den Geschmack davon annimmt, und dann, nach Wegwerfen der Kräutlein, wärme er diesen Wein, und er trinke ihn warm nach dem Essen, bis er geheilt ist.«

Wie um die meisten stark duftenden Kräuter entwickelten sich auch um den Liebstöckel Aberglaube und Legenden. In Schlesien gaben Viehbauern ihren Tieren Liebstöckel in das Trinkwasser, um die Hexen fernzuhalten. Weil er gegen den bösen Zauber der Hexen und Verwünschungen helfen sollte, wurde er sogar in das Kräuterbüschel eingebunden, das an Mariä Himmelfahrt geweiht wurde.

In den Harry-Potter-Büchern wird Liebstöckel als Zusatz von Zaubertränken beschrieben, aber auch in der »realen« Welt findet er sich in vielen Magenbittern und Kräutertropfen als Verdauungshilfe wieder. In der Parfumherstellung dient er als Grundstoff.

Blätter und Wurzeln werden in der Küche zum Würzen von Suppen, Salaten, Fleisch-, Fisch- und Gemüsegerichten verwendet, ebenso zur Herstellung von Kräutersalzen. Getrocknete Samen gibt man in Eintöpfe und Brotteige. Das Aroma erinnert an Fleischbrühe, aber auch an Sellerie.

Liebstöckel, der wahrscheinlich aus Südwestasien stammt, bevorzugt im heimischen Garten warme, halbschattige Standorte und benötigt reichliche Wassergaben. Zwei bis dreimal im Jahr können die Blätter geerntet und in Büscheln an luftigem Ort zum Trocknen aufgehängt werden. Die Blätter werden nach dem Trocknen grob gerieben und luftdicht aufbewahrt.

Ebenso imposant wie seine Größe im Garten sind die vielfältigen Einsatzmöglichkeiten des Liebstöckels, besonders in der Küche.

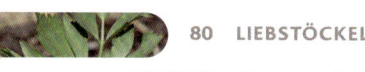

REZEPTE *Kräuter-Salz*

ZUTATEN:
70 g Meer-Salz
30–70 g Mischung
getrockneter
Kräuter

Kräutermischung: Basilikum, Rosmarin, Thymian, Wacholder-beeren, Estragon, Petersilie, Liebstöckel, Salbei, Wermut.
Kräuter und Salz im Mörser ausgiebig durchreiben, bis Farbe und Struktur gleichmäßig sind. In Gläser füllen und verschlossen und dunkel aufbewahren.

MEDIZINISCHE ANWENDUNG

Die getrockneten Liebstöckelfrüchte werden in der **VOLKSMEDIZIN** als **TEE** bei *Verdauungsbeschwerden* und *Blähungen* sowie bei *Menstruationsstörungen* und als schleimlösendes Mittel eingesetzt. In der **HOMÖOPATHIE** wird Liebstöckel u.a. bei *Mittelohrentzündung* verordnet.

Liebstöckel wird in der **SCHULMEDIZIN** eine harntreibende, verdauungsfördernde und krampflösende Wirkung, hier besonders bei Leiden der weiblichen Fortpflanzungsorgane, zugestanden. Eingesetzt werden Wurzel und Samen des Liebstöckels.

Harntreibender Tee:

2 TL klein geschnittene Liebstöckelwurzel mit einer Tasse Wasser überbrühen. Nach 15 Minuten durch ein Sieb geben.

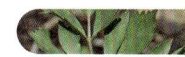

Tee gegen saures Aufstoßen:

3 TL gehackte Liebstöckelwurzel werden mit 200 ml Wasser aufgekocht, abgeseiht und warm getrunken.

Aufguss zur allgemeinen Stimulierung und Anregung: 1 gestr. TL der
zerstoßenen Samen des Liebstöckels mit 1 Tasse kochendem Wasser
übergießen, 10 Minuten ziehen lassen, durch ein Sieb geben.

Die Dosierung der Trinkmenge sollte mit dem Arzt oder Apotheker
besprochen werden.

Als **BADEZUSATZ** kann Liebstöckel zur allgemeinen Stärkung und
Kräftigung sowie zu Linderung von Gliederschmerzen beitragen.

Hierfür verwendet man den Aufguss von 100 bis 250 g Liebstöckelwurzel in 1 l Wasser für ein Vollbad.

**Allerdings sollte die Droge innerlich nicht bei Nierenerkrankungen
Anwendung finden und auch nicht in der Schwangerschaft!**

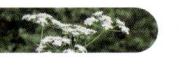

Kerbel

Unermüdlich wächst
verlässlich von Jahr zu Jahr
hilfreicher Kerbel.

E rato, die du ruhmreiche Taten besingst,
verschmähe es nicht, die bescheidene Vielfalt
meiner Gewächse im Garten
mit mir im Gedicht zu betrachten.
Produziert der Kerbel, das Kraut Mazedoniens,
auch schwächliche Ästlein nur
und wenige Samen an den zahlreichen Dolden,
lindert er doch, Jahr für Jahr sich ständig erneuernd,
die Armut der Armen durch seine reichlichen Gaben.
Auch hat er die Kraft, leicht blutende Wunden zu stillen,
und quälenden Leibschmerz lindert ein Umschlag
aus Kerbel und Minze und Blättern des Mohns.

nach Walahfrid Strabo

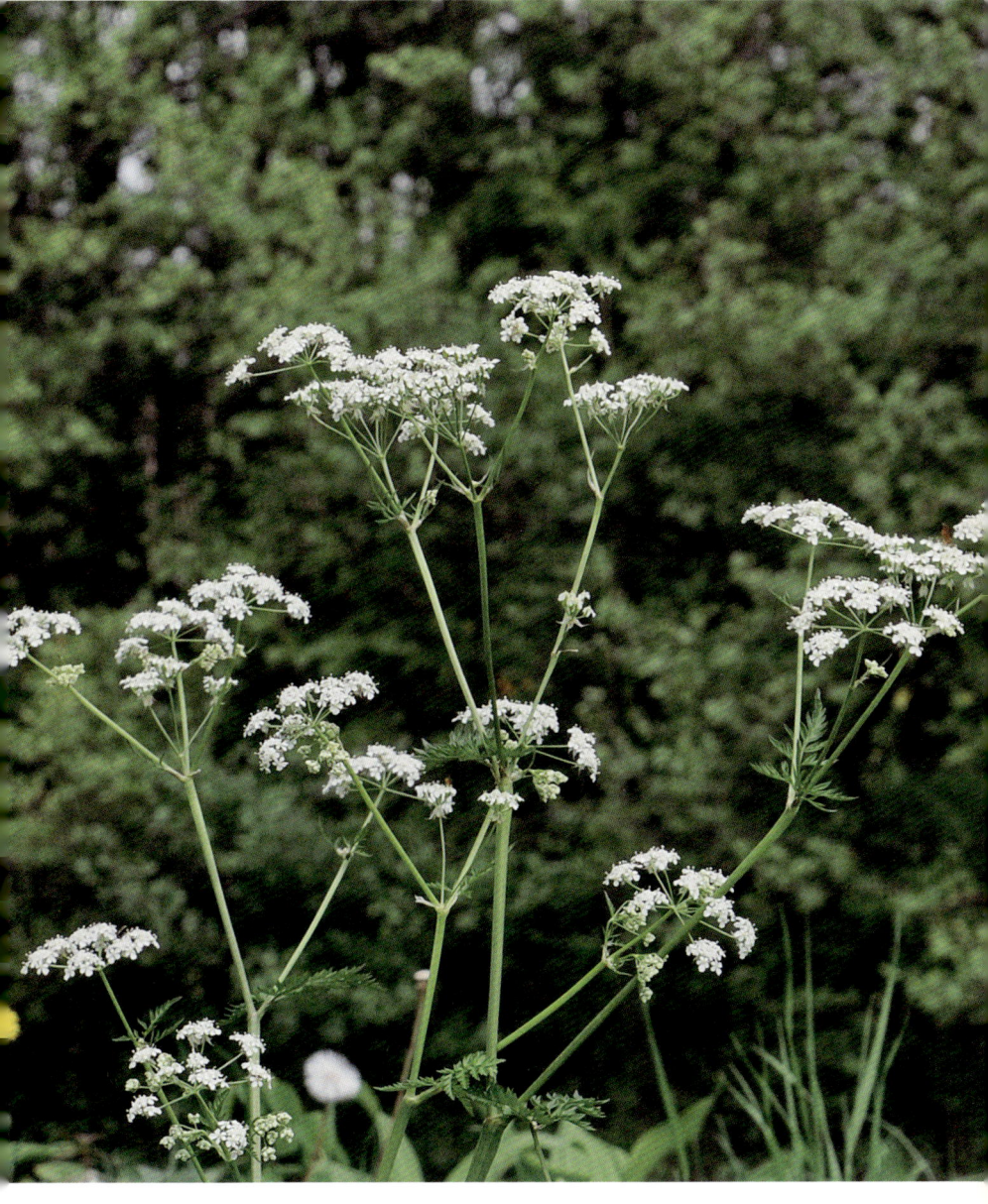

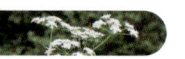

Kerbel *(Anthriscus cerefolium L.)*

Nicht nur ein vierblättriges Kleeblatt soll Glück bringen, auch der Kerbel. Jedenfalls glaubten es die Menschen im alten Griechenland. Für die Römer war der Kerbel sogar ein probates Mittel, um der vorzeitigen Alterung zu entgehen, also ebenfalls ein Glücksfall.

Ursprünglich aus dem Mittelmeerraum stammend, wird die Pflanze heute weltweit angebaut. Ein guter Standort für den Kerbel ist in unseren Breiten ein Plätzchen im Garten, an dem er neben Sonne auch Schatten findet. Der Boden sollte locker sein. Die Blätter sind vor der Blüte am aromatischsten, daher sollte regelmäßig zurück geschnitten werden, um das Blühen zu verhindern. Vermehrt wird der Kerbel durch Aussaat.

Der Echte Kerbel, auch Gartenkerbel genannt, ist einjährig, im Gegensatz zum mehrjährigen Wiesenkerbel. Die Blätter des Kerbels sind mehrfach gefiedert mit Enden, die wie gesägt wirken. Die Pflanze wächst krautig an einem verästelten Stiel und wird zwischen 20 und 70 Zentimeter hoch. Sie verbreitet einen leichten Anisgeruch und erinnert im Geschmack an Petersilie.

In der Küche – der Volkmund nennt den Kerbel auch Suppenkraut – verwendet man ihn am besten frisch, getrocknet leidet das Aroma. In Frankreich gibt man in eine Bouillon mit Sahne und Ei gerupften Kerbel, in Italien benutzt man ihn zur Herstellung der „Salsa verde", einer kalten Kräutersoße, die in zahlreichen Abwandlungen auch in anderen Ländern bekannt ist. So werden berühmte Kräutermischungen wie die französische Fines herbes oder die Frankfurter Grüne Sauce ebenfalls durch den Kerbel erst komplett. Als Gewürz gibt man Kerbel ferner

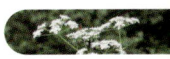

an Spinat, Fisch, Geflügel, Hammel- und Kartoffelgerichte, frisch an Quark oder Mayonnaise.

In vielen Teilen Europas verspeist man aus Freude über die Wiedergeburt Christi am Gründonnerstag Kerbelsuppe, gleichzeitig feiert man wohl die neu erblühende Natur. Kerbel gehört zu den ersten Frühlingskräutern, deshalb dient er bis heute als Lieferant frischen Geschmacks bei festlichen Ostergerichten.

Im Altertum wurde die heilende Wirkung des Kerbels gelobt. Bekannt ist u. a., dass sein Saft zur Herstellung von entzündungshemmendem Augenwasser und zur Blutreinigung verwendet wurde. Außerdem sollte der Kerbel gegen Schluckauf helfen! Ein weiterer Geheimtipp: Frischer Kerbel behebt sofort Juckreiz und Entzündung bei Insektenstichen.

Hildegard von Bingen sah das Kraut eher skeptisch: »*Der Kerbel ist von trockener Natur, und er wächst weder von der starken Luft noch von der Feuchtigkeit der Erde, sondern in der schwachen Luft, bevor die fruchtbare Sommerwärme entsteht. Dennoch ist er mehr warm als kalt, und diese Wärme ist gesund. Und er gleicht etwas den unnützen Kräutern, denn wenn er roh gegessen wird, bereitet er viel Rauch im Kopfe des Menschen. Denn weder gekocht noch roh taugt er dem Körper des Menschen zu Essen, es sei denn, dass er sehr zu Heilmitteln brauchbar ist und die Bruchwunden der Eingeweide heilt. Zerstoße also Kerbel, das heißt »stamphe«, und beim Ausdrücken seines Saftes gieße ihn in Wein, und gib es dem zu trinken, der Bruchwunden der Eingeweide hat. Und dies tue er oft, und er wird geheilt werden.*«

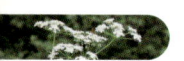

REZEPTE *Frankfurter Grüne Soße*

ZUTATEN:
Kräuter
(insgesamt
ca. 300 g):
Kerbel
Pimpinelle
Schnittlauch
Boretsch
Kresse
Petersilie
Sauerampfer

Ferner:
1 Schalotte
500 g Saure Sahne
1 TL Senf
Salz
Pfeffer
Zucker

Die Kräuter und die Schalotte klein schneiden und mit dem Pürierstab zu einer grünen Soße verarbeiten.
Dazu reicht man Pellkartoffeln und hart gekochte Eier.

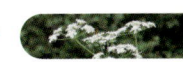

Zu medizinischen Zwecken kann das gesamte Kerbelkraut verwendet werden. Presst man daraus frischen **SAFT**, erhält man ein wirkungsvolles Stärkungsmittel.

Da **KERBELTEE** entschlackt und den Stoffwechsel fördert, das Blut reinigt und harntreibend wirkt, empfiehlt er sich zur Durchführung einer Frühjahrskur.

Die Blätter haben einen hohen Vitamin A- und C-Gehalt und liefern Eisen und Magnesium. Kerbel kann *Erkältungskrankheiten* lindern und wird in der Pflanzenheilkunde zur *Stärkung des Gedächtnisses* oder bei *Kopfschmerzen* eingesetzt. *Schlafstörungen* und *Gichtknoten* finden sich ebenfalls auf der Liste möglicher Anwendungen.

Äußerlich angewendet, durch **WASCHUNGEN** oder **UMSCHLÄGE**, hilft er bei *Insektenstichen, unreiner Haut,* laut alter medizinischer Bücher sogar bei *Abszessen und Ekzemen.*

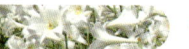

Lilie

Schneeweiß die Lilie.
Von tausendundeiner Nacht
träumt der Blütenduft.

L euchtende Lilien,
wie sollen meine nüchternen Verse und Lieder
angemessen euch loben?
Euer Weiß schimmert ähnlich leuchtend wie Schnee,
der Duft eurer Blüte erinnert an den der Wälder von Saba.
Weißer ist parischer Marmor nicht,
nicht lieblicher ist an Düften die Narde.
Und wenn ein Schlangenbiss schmerzhaften Tod
durch unsichtbare Wunde verheißt,
dann zerstoße Lilien im schweren Mörser, trinke den Saft
vermischt und genossen mit schwerem Falerner.
Auf die bläuliche Stelle einer Quetschung gelegt,
zeigen sich auch hier rasch die herrlichen Kräfte
des heilsamen Krautes, wundersam wirkend.
Ferner hilft Liliensaft auch
bei Verdrehung der Glieder.

nach Walahfrid Strabo

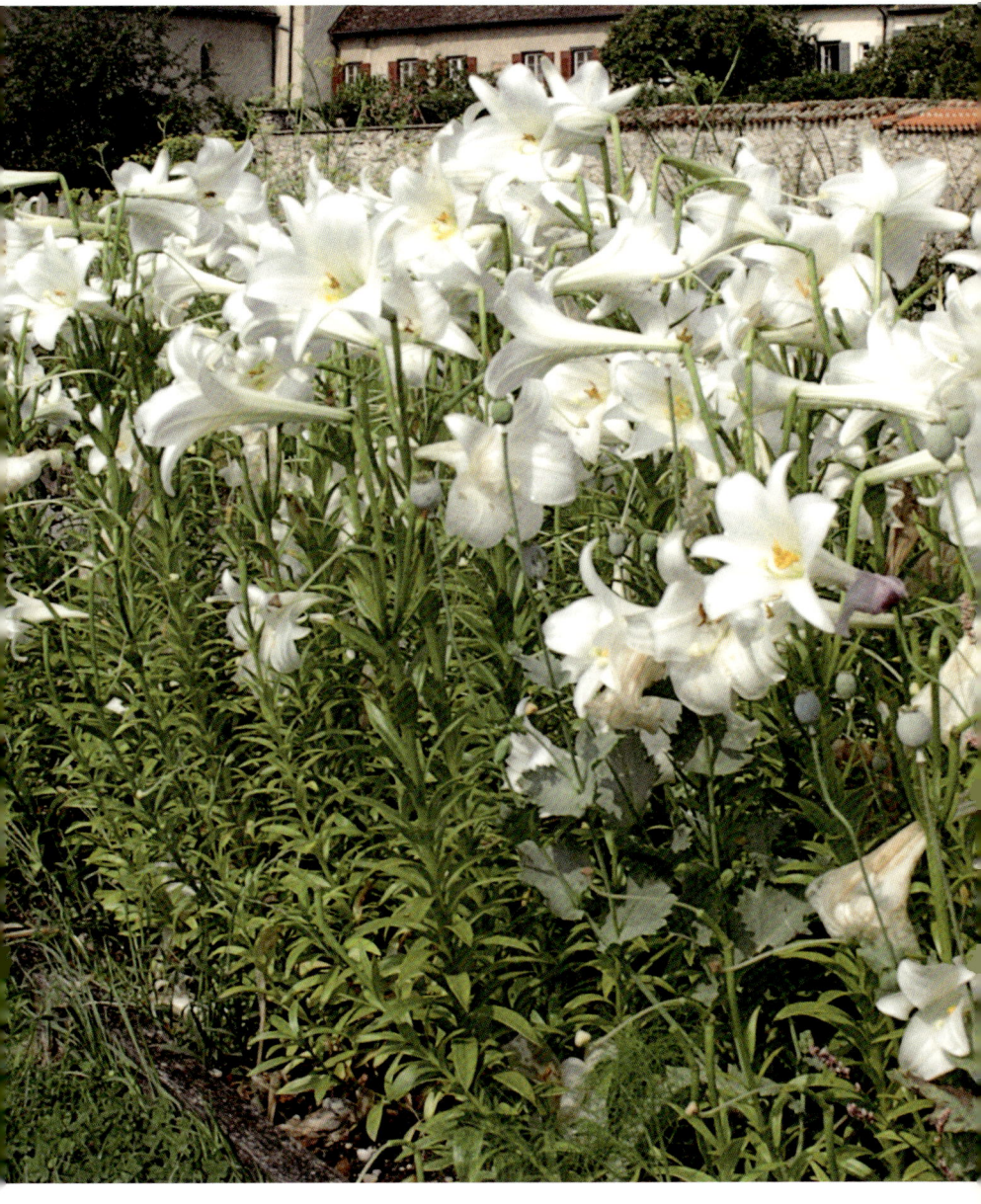

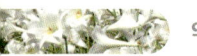

Lilie *(Lilie candidum L.)*

Was für eine mystische Pflanze, deren wissenschaftlicher Name sich von cadidus ableitet: rein, weiß. Sie ist das Sinnbild der Reinheit und Unschuld, Hoffnung und Unversehrtheit, war beliebtes Heilmittel und gilt bis heute als religiöses Symbol. Die Rede ist von der Madonnenlilie, und diese ist es auch, die Walahfrid beschreibt. Mit den »Wäldern von Saba« meint er eine nach Weihrauch duftende Region in Südarabien, und sein Vergleich des Duftes der Lilien mit dem der Narde beschreibt dessen Pracht. In der Antike galt der Duft der Narde als der edelste schlechthin.

Die Lilie ist eine der am längsten kultivierten Blumen. Seit über vier Jahrtausenden ist die weiße Lilie auf Kunstwerken nachgebildet worden. Mit als die ältesten Funde gelten die Lilie auf einem steinernen Flachrelief aus Assuan aus der Zeit um 2500 vor Christi Geburt sowie eine Darstellung auf dem berühmten Fresko aus Knossos. Diese minoische Darstellung aus der Neupalastzeit (1700–1400 v. Chr.) trägt den Titel Lilienprinz und zeigt einen von blühenden Lilien umgebenen jungen Mann.

Einer griechischen Legende nach wuchsen die ersten Lilien aus zu Boden getropfter Milch der Göttin Hera, als Herakles an der Brust der Schlafenden trank, um unsterblich zu werden. Die Göttin Aphrodite soll sich über die Schönheit der Blüte geärgert haben und setzte ihr aus Wut zusätzlich den an einen Eselsphallus erinnernden Stempel ein.

Auch im Aberglauben fand die Lilie ihren Platz: Sie wurde zu Liebesgetränken verarbeitet, eine Waschung aus Andorn und Liliensaft sollte das jugendliche Aussehen der Frauen erhalten, und die Schuppenzwiebel mit ihren dicklichen Blättern taugte angeblich zur Abwehr von Verwundung, Zauberei und Spuk.

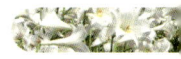

In der Antike wurde die Madonnenlilie verehrt und mit Reichtum, Schönheit und Fruchtbarkeit gleichgesetzt. Sie galt als Sinnbild unberührter Reinheit. Glätte und Vollkommenheit der Blütenblätter verglich man mit dem hochwertigsten parischen Marmor, einem äußerst feinkörnigen, weißen Marmor von der griechischen Insel Paros, und diesen Vergleich wählt auch Walahfrid in seinem Gedicht.

Die Bibel führt die Pflanze an mehreren Stellen auf, so steht bei Jesaja 35,1 geschrieben: »*Die Wüste und Einöde wird frohlocken, und die Steppe wird jubeln und wird blühen wie die Lilien.*« Erst im Mittelalter wurde die Madonnenlilie im Christentum zum Symbol der Reinheit; erst jetzt erhielt die »weiße Lilie« ihren Namen. Sie wurde der Jungfrau Maria geweiht.

Zusammen mit der Rose gilt die reinweiße Lilie als die Farbkomposition der Schönheit, weiß und rot.

Die Madonnenlilie mit dem »schneeigenen« Glanz der großen, trompetenförmigen Blüten ist auch heute noch eine gern gesehene Zierpflanze in unseren Gärten. Beheimatet ist sie in den östlichen Mittelmeerländern, als Ursprungsland werden die Halbwüsten zwischen Türkei und Afghanistan angenommen.

Als Heilpflanze wurde die Madonnenlilie schon bei den Ägyptern besonders bei Frauenkrankheiten eingesetzt, ebenfalls für Umschläge bei Entzündungen und Verbrennungen. Lilienöl eignete sich für Fußbäder, zu Behandlung von Ohrenschmerzen und Brandwunden.

Hildegard von Bingen schrieb: »*Die Lilie ist mehr kalt als warm. Nimm daher den Kopf einer Lilienwurzel und zerstoße ihn stark mit altem Fett, und dann zerlasse es in einer Schüssel, und so gebe es in ein Gefäß. Und wer dann die weiße Lepra, nämlich quedick hat, den salbe oft damit, nachdem die Salbe zuvor erwärmt wurde, und er wird geheilt werden. Aber die rote Lepra*

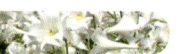

kunn ähnlich geheilt werden. Und wer Ausschläge hat, der trinke oft Ziegenmilch, und die Ausschläge gehen vollständig von ihm weg. Und dann nehme er den Stengel und die Blätter von Lilien und zerstoße sie und drücke ihren Saft aus und knete diesen ihren Saft gleichzeitig mit Fett, und wo er am Körper vom Ausschlag Schmerzen hat, dort salbe er sich. Ziegenmilch trinke er immer. Auch der Duft des ersten Aufbrechens, das heißt der Lilienblüte, und auch der Duft ihrer Blumen erfreut das Herz des Menschen und bereitet ihm richtige Gedanken.«

Blüten und Zwiebel der Pflanze sind genießbar, daher nutzte man sie früher als Lebensmittel. Die Blüten schmecken würzig bis herb. In einigen Regionen Chinas und Japans werden Lilien speziell für den Verzehr angebaut. In Europa werden Lilienzwiebeln nicht mehr als Nahrungsmittel verwendet.

Wo sind die Lilien aus dem hohen Glas

Wo sind die Lilien aus dem hohen Glas,
die deine Hand zu pflegen nie vergaß?
Schon tot?
Wo ist die Freude deiner Wangen hin,
die wie ein ganzer Lenz zu prangen schien –
Verloht?
Und wo ist unser Glück so groß und rein,
das hell dein Haar wie ein Madonnenschein
Umspann?
Auch das ist tot. Heut weinen wir ihm nach,
und morgen kommt der Frost uns ins Gemach –
Und dann?

Rainer Maria Rilke (Aus der Sammlung Funde)

Weiße Lilie

Einige Eiswürfel in einen Shaker geben. Gin, weißen Rum, Orangen-Likör und Anis-Likör hinzufügen, gut schütteln und in ein gekühltes Cocktailglas abseihen.

ZUTATEN:
2 cl Dry Gin
2 cl weißer Rum
1 cl Orangen-Likör
1 TL Anis-Likör

In der Volksmedizin finden Zwiebeln und Blüten Verwendung. Frisch gepresst wirkt der **SAFT** adstringierend und wird in **SALBEN** und **TINKTUREN** verarbeitet, die *Entzündungen der Haut, Abszessen, rissiger Haut* und Haarausfall entgegen wirken.
Lilienöl gilt als Hausmittel gegen *Verbrennungen*. Man kann es herstellen, indem man eine Handvoll weißer Lilienblüten in einem halben Liter Olivenöl einlegt und mindestens zwei Wochen ungekühlt stehen lässt.

MEDIZINISCHE ANWENDUNG

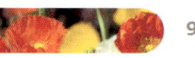

Schlafmohn

Blutrote Blüte.
Aufrecht am borstigen Stiel
lacht sie seit heute.

Nun ist es an dem, den Schlaf- oder Feldmohn
zu nennen, von dem – wie man erzählt –
die Mutter Latona voll Trauer
über den Raub ihrer Tochter im Übermaß aß,
damit mildtätiges Vergessen
des Herzens heftigen Kummer vertreibe.
Zugleich vermag häufig ein schlimmes Geschwür,
das bitter würgend dem Leidenden aufstößt,
wie es scheint, der Mohn zu vertreiben und helfend zu heilen.
Voll von körnigem Samen streckt sich sein Haupt,
an dem schwachen vorgeneigt wippenden Hals zur Höhe hinauf
und gleich dem Granatapfel aus punischem Lande
verbirgt er unter weiter Hülle der schützenden Schale
zahlreiche Körner mit zu lobender Wirkung,
und vom Geräusch mahlender Zähne
empfing er den lautmalerischen Namen.

nach Walahfrid Strabo

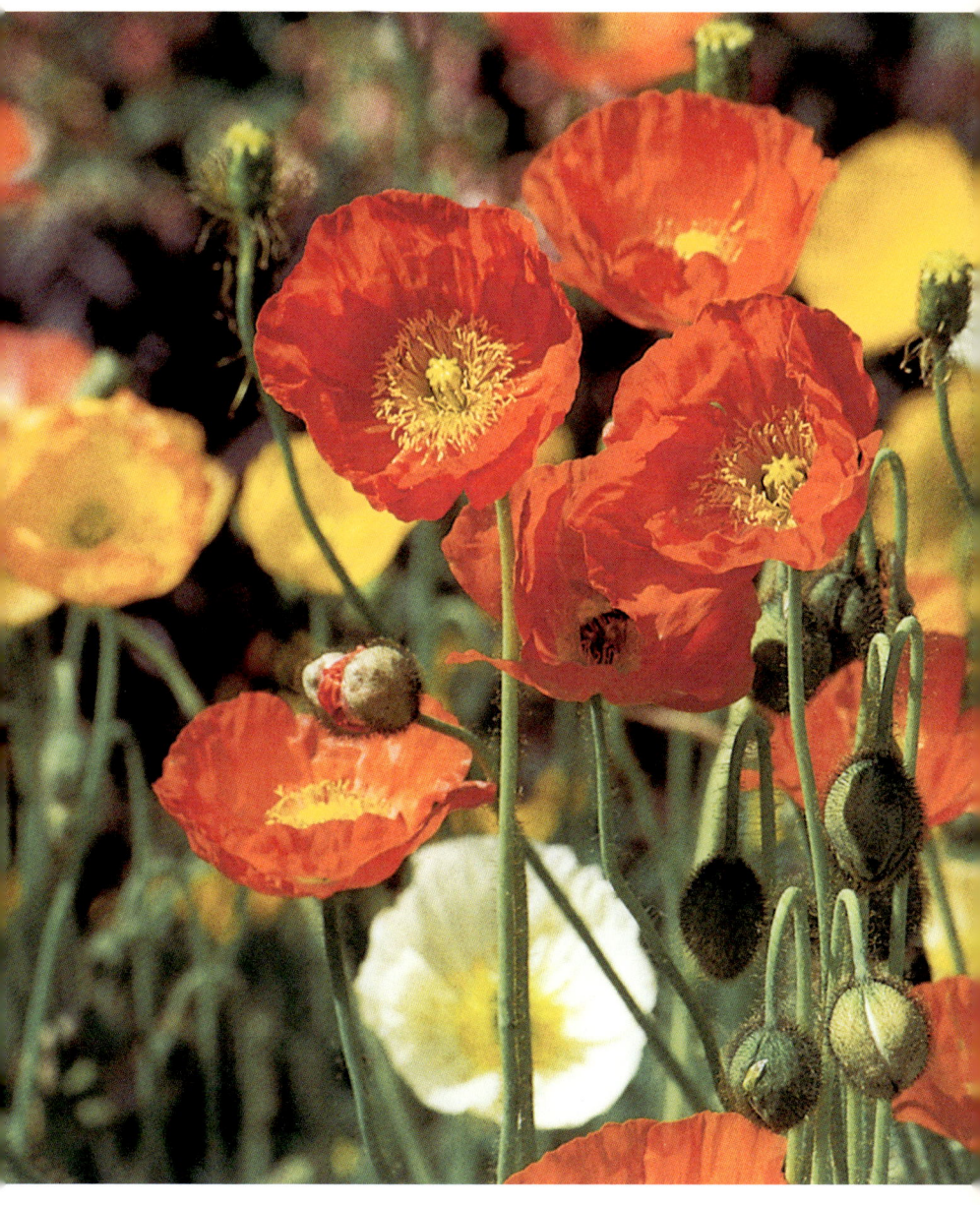

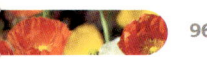

Schlafmohn *(Papaver somniferum)*

D as Opium weitet aus, was ohne Grenz' und Schranken/Es dehnt die Unermesslichkeit/Es höhlt der Wollust Rausch, vertieft das Meer der Zeit/Und mit Genüssen, schwarzen, kranken/Macht es die Seele übervoll und weit.

Charles Baudelaire, bekannt für seine Neigung zum Drogenkonsum, dichtete diese Zeilen. Sie weisen auf die dunkle Seite des Schlafmohns hin, aus dem Opium gewonnen wird, hieraus wiederum das Morphium, den Grundstoff ist für die mörderischste aller Drogen, das Heroin.

Bereits aus der Jungsteinzeit existieren Hinweise auf die Verwendung des Mohns. Schriftlich wurde er erstmals um 4000 v. Chr. in Keilschriften erwähnt. Im alten Griechenland gebrauchten die Menschen Opium für Heilzwecke und kultische Gebräuche, außerdem als Schlafmittel für Kinder.

Von Mönchen, die das »graue Gold« aus dem Mittelmeerraum in das österreichische Waldviertel brachten, ist bekannt, dass sie Schlafmohn als Heilpflanze verwendeten und zur Gewinnung von Mohnöl. Das Öl hatte die Aufgabe, in den Kirchen das Ewige Licht zu nähren. So können wir wohl davon ausgehen, dass auch Walahfrid die Eigenschaften der Pflanze zwar genau kannte, sie aber nicht als Rauschmittel eingesetzt haben wird.

Hildegard von Bingen wusste über den Schlafmohn folgendes zu berichten: »*Die Mohnkörner führen, wenn man sie ißt, den Schlaf herbei und verhindern den Juckreiz, und sie unterdrücken die rasenden Läuse und Nisse, aber roh sind sie besser und nützlicher zu essen als gekocht.*«

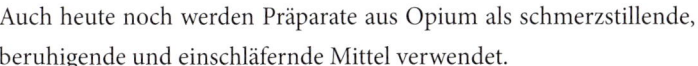

Auch heute noch werden Präparate aus Opium als schmerzstillende, beruhigende und einschläfernde Mittel verwendet.

Gewinnt man das Opium aus der weißen Milch unreifer Schlafmohn-kapseln, so verwendet man den reifen und damit ungiftigen Samen zur Herstellung von Speiseöl. Das per Kaltpressung gewonnene »weiße Mohnöl« ist mit seinem intensiven Nussgeschmack überaus delikat. Aus getrocknetem Mohnöl werden feine Seifen, Salben und qualitativ hochwertige Malerfarben hergestellt.

In der Küche werden die ölhaltigen Samen des Schlafmohns unter der Bezeichnung Blaumohn vor allem für Süßspeisen und Gebäck ver-wendet. Mohnkuchen, Mohnstrudel, Mohnpielen und Germknödel sind einige von ihnen und erfreuen sich großer Beliebtheit, besonders in der Küchentradition Österreichs (des Waldviertels), Böhmens, Schlesiens und Polens (z. B. die beim polnischen Weihnachtsfest un-verzichtbaren Mohnnudeln »Makielki«). Ein Aberglaube besagt sogar, dass eine zur Neujahrsnacht verspeiste große Menge Mohnkuchen wegen der zahlreichen Körner das ganze Jahr über zu genügend Geld verhilft.

Der Anbau des »echten« Schlafmohns ist in Deutschland verboten. Der Bedarf zu Back-und Speisezwecken wird durch Import beispiels-weise aus der Türkei, Tschechien oder Ungarn, zu medizinischen Zwe-cken auch aus Indien gedeckt.

Der Schlafmohn mit seinen herrlichen Blüten, die je nach Art von weiß über hellviolettblau bis leuchtend orangerot variieren, wird manchmal mit dem roten Klatschmohn oder dem in Gärten mehrjährig wach-senden orange- oder rotblühenden Türkenmohn verwechselt, die üb-rigens kein Morphin enthalten.

Besser und glücklicher lebt es sich sicher ohne diese Rauschdroge – auch Baudelaire musste das erkennen.

REZEPTE   *Mohnpielen*

ZUTATEN:

250 g weißer Mohn
150 g Zucker
1 l Milch
120 g Rosinen
100 g süße Mandeln
5 EL Honig
8 alte Brötchen, in
kleine Stücke
geschnitten

Zubereitung:

Milch erhitzen, den Honig hineingießen, verrühren und die Hälfte davon über die Brötchenstücke geben.

Mohn in die verbliebene Honigmilch füllen und kurz aufkochen. Rosinen und Mandeln unter den Mohnbrei rühren und erkalten lassen.

In einer Glasschüssel abwechselnd eine Schicht Brötchenmasse und eine Schicht Mohnbrei füllen, mit letzterem abschließen. Eine Nacht im Kühlschrank durchziehen lassen.

Zum Servieren wie Tortenstücke aufschneiden und mit Honigsahneeis servieren.

Honigsahneeis:

ZUTATEN:

100 g Honig
120 ml Wasser
3 Eier
250 ml Sahne

Zubereitung:

Honig und Wasser erwärmen, bis es sich verbunden hat. Abkühlen lassen.

Eigelbe unter die Honigmasse geben und unter Rühren die Sahne hinzugeben. Steif geschlagene Eiweiße unterheben. Im Gefrierfach fest werden lassen, dabei gelegentlich umrühren.

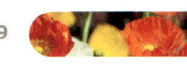

Schlafmohn enthält Opium (Morphin) und Codein. Diese Substanzen werden als *Schmerzmittel* und als *hustendämpfende Mittel* benutzt. Präparate aus Opium wirken beruhigend und einschläfernd. Sie kommen zum Einsatz bei *Nieren- und Blasenkoliken*, bei *Krampfhusten* und gelegentlich bei *Depressionen*.

Morphium setzt man bei starken Schmerzen ein, wegen der hohen Suchtanfälligkeit allerdings nur in Notfällen.

Der Inhaltsstoff Papaverin wird bei *Impotenz* injiziert, da es den Blutandrang in den Penis-Schwellkörpern steigert.

Muskatellersalbei mit Frauenminze

*Dicht gedrängt stehn hier
Salbei und Minze. Sonne
färbt Zweige und Blatt.*

Hier inmitten von jungem Grün
wächst mit kräftigem Stängel Muskatellersalbei,
zur Sonne strecken sich Zweige und Blättlein.
Da er nur selten bei Krankheit verwandt wird,
ließe sich denken, die Heilkraft sei den Ärzten unbekannt.
Dennoch vermag er zu heilen und spendet,
in süßwarmes Wasser gegeben, zudem ein Getränk
von duftender Wärme.
Dicht bei ihm kauert ein Wäldchen, Costus, im Garten.
Gekocht fördert die Wurzel träge Verdauung
und regelt die Frauenminze den Stuhlgang.

nach Walahfrid Strabo

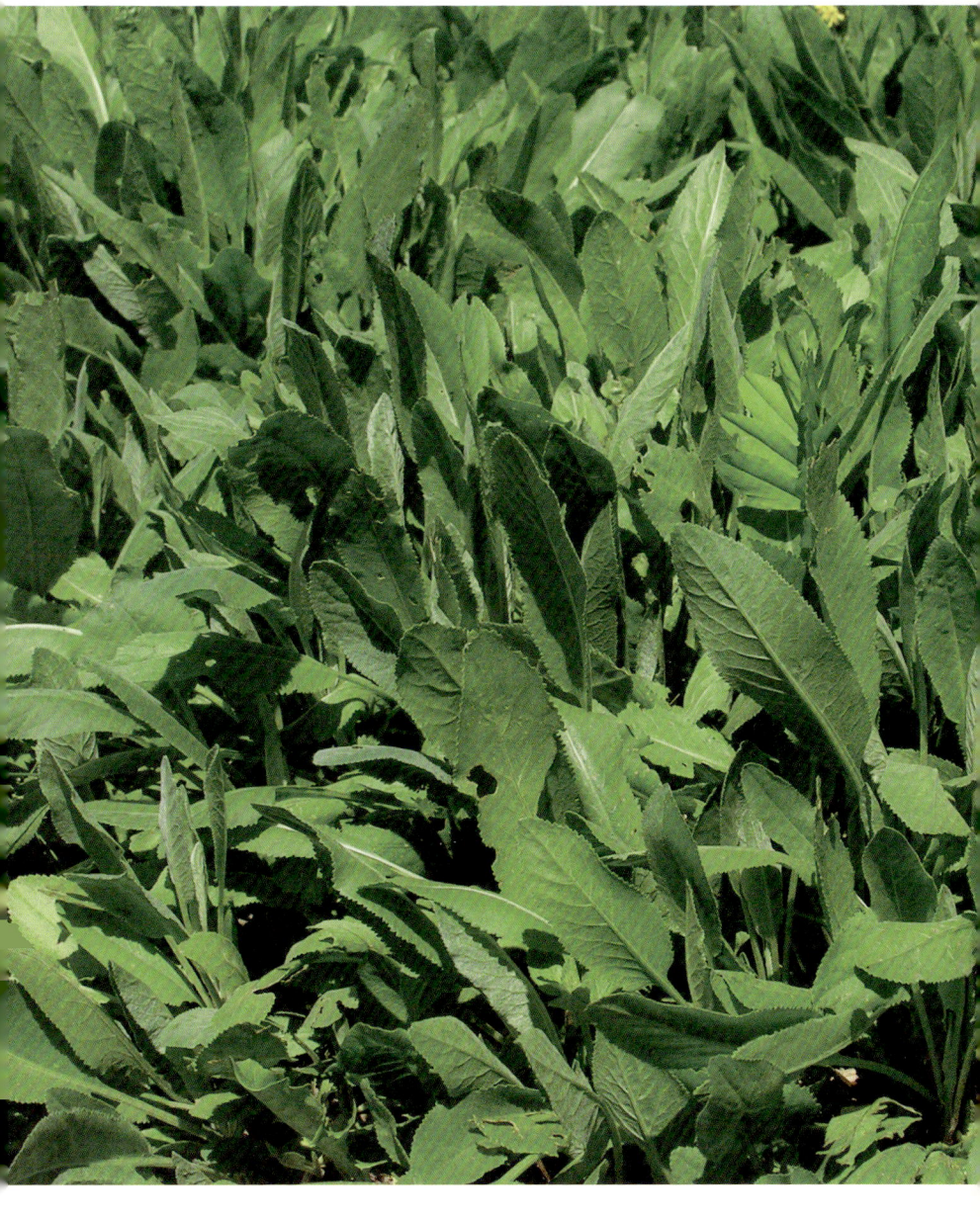

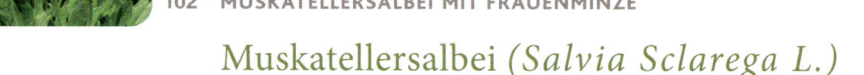

Muskatellersalbei *(Salvia Sclarega L.)* mit Frauenminze *(Tanacetum Balsamita L.)*

Im Mittelalter lag über den Städten und Plätzen die Dunstglocke wenig appetitlicher Gerüche: Fäkalien, Essensreste wurden ins Freie entsorgt, und den Menschen mangelte es an Körperhygiene. Gut möglich, dass deshalb jeder Wohlgeruch als äußerst angenehm empfunden, Düfte gepriesen und in der Poesie mit überschwänglichen Worten bedacht wurden.

Über Walahfrids Garten lag das intensive, angenehme Aroma seiner Kräuter und Pflanzen, und der Muskatellersalbei beteiligte sich an diesem Duftkonzert mit solistisch hervorstechenden Eigenschaften. Wenn die Staude blüht, in den Monaten Mai bis September, entströmt den tiefrosafarbenen Blüten der charakteristische Muskatellergeruch. Beschreibungen der Duftnote reichen von zitronig über süß-herb bis nussartig, auf jeden Fall riecht sie ausgesprochen aromatisch, ja geheimnisvoll. Es verwundert nicht, dass Muskatellersalbei in der Parfumherstellung und im kosmetischen Bereich verwendet wird. In den beliebten Duftpotpourris und -sträußen sind die getrockneten Blätter und Blüten die Nase verwöhnender Bestandteil. Auch Tabake werden mit der Pflanze aromatisiert. Lediglich sehr empfindliche Riechnerven stören sich an der kleinen Menge Buttersäure, deren Ausdünstung über das Kraut an Schweiß erinnert und der Pflanze den unschönen Beinamen »Stinkender Salbei« verlieh. Doch dem Duft der Blüten tut dies keinen Abbruch.

Auch als Heilpflanze war der Muskatellersalbei anerkannt und beliebt. Er galt als verdauungsfördernd und krampflösend. Hildegard von Bingen empfahl ihn bei Leiden des Verdauungstraktes und Appetitlosig-

keit. Geschätzt wurde auch seine Fähigkeit, die Sinnlichkeit zu beflü-
geln, sogar von einer berauschenden Wirkung wurde ausgegangen. Das
Aroma war in der Lage, Depressionen zu vertreiben.

Winzer nutzten den intensiven Geschmack des Muskatellersalbeis, um
minderwertigen Wein wertvoller erscheinen zu lassen. Bis heute wird
der verdauungsfördernde Pflanzenextrakt Magenbittern und Likören
zugesetzt.

Die Frauenminze, auch als Marienblatt oder Balsamkraut bezeichnet,
gehört nicht zu den echten Minzen. Bei der Pflanze handelt es sich um
einen Korbblütler, während die Minzen zur Pflanzengattung der Lip-
penblütler zählen. Ihren Namen erhielt die Frauenminze wohl einer-
seits wegen ihres minzähnlichen Geruchs und andererseits wegen ihrer
Heilwirkung besonders bei Frauenleiden. Ansonsten wirkt sie ähnlich
wie die Minzearten und stärkt den Verdauungsapparat. Auch gegen
Fieber und Anfälligkeit für Ohnmachten wurde das Kraut eingesetzt.
»Costus«, wie Walahfrid die Frauenminze nennt – bezeichnet eigentlich ein indisches Gewürz. Da diese Pflanze selbst im milden Boden-
seeklima nicht gedeihen konnte, wurde die Frauenminze als Ersatz
hierfür angepflanzt, so berichten es die alten Schriften.

Wie der Muskattellersalbei wird auch die Frauenminze alkoholischen
Getränken beigemischt. Die Blätter verwendet man getrocknet als
Würze von deftigem Fleisch und Hülsenfrüchten. Frische Blätter können mit Salatsoßen vermischt werden oder mit Eierkuchenteig; Pfann-
kuchenkraut lautet auch ein weiterer Name der Frauenminze.
Allerdings sollte das Kraut wegen seines intensiven, an Menthol, Me-
lisse und Salbei erinnernden Geschmacks nur sparsam Verwendung
finden.

Zurück zum Duft, der viele Kräuter begleitet: auch die Frauenminze er-
gänzt Duftsträuße aufs Trefflichste.

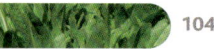

REZEPTE

Original Rezept Muskatellersalbeiwein
nach Hildegard von Bingen

»Wenn der Magen schwach ist, nehme Muskateller-Salbei und den dritten Teil davon Poleiminze und von Fenchelkörnern soviel wie der dritte Teil von der Poleiminze und koche dies alles in gutem Wein unter Beigabe von Honig und siebe es durch ein Tuch und trinke es oft nach dem Essen und gegen Nacht. Dein Magen wird wieder angenehm gereinigt und Du wirst den Appetit wieder haben.«

Minzpfannkuchen mit Zuccini

ZUTATEN:
700 g Zucchini
3 EL Butter
1 EL Zucker
Salz, Pfeffer
350 ml Gemüse-
brühe
150 g Weizen-
vollkornmehl
150 g geriebener
Parmesan
1 TL Backpulver
4 Eier
1 TL gehackte Minze
Öl

Zubereitung

Zucchini waschen und in kleine Stücke schneiden. In Butter anbraten, mit Salz, Pfeffer und Zucker würzen. Die Gemüsebrühe beifügen und das Gemüse darin garen. Anschließend die Flüssigkeit abgießen.

Die Gemüsestücke mit dem Pürierstab verarbeiten. Mehl und Backpulver mischen, mit dem Käse und den Eiern zu einem Teig verrühren. Minze hinzufügen. Aus dem Teig Pfannkuchen backen, mit Kräuterquark servieren.

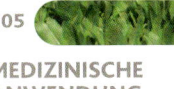

Muskatellersalbei:

Das Heilkraut gilt als abwehrstärkend, schweißhemmend, verdauungsfördernd und menstruationsregelnd.

Äußerlich angewendet hilft es als **ÖL** bei der Pflege *trockener und entzündeter Haut* und zur *Vorbeugung gegen einen Dammriss*.

Haarspülungen mit einigen Tropfen Muskatellersalbei sollen gegen fettiges und schuppiges Haar helfen.

Kompressen mit dem Öl des Muskatellersalbeis lindern *Kopfschmerzen, Migräne* und *Menstruationsbeschwerden*.

Für einen **TEE** übergießt man zwei Teelöffel Blüten-/Blättermischung mit einer Tasse kochendem Wasser. Nach 10 Minuten abseihen und in kleinen Schlucken trinken. Drei Tassen pro Tag sind möglich, eine Anwendungszeit von 6 Wochen sollte allerdings nicht überschritten werden. Der Tee ist hilfreich bei *Heiserkeit, Bronchitis, Asthma* und *Keuchhusten*, regelt den Biorhythmus der Frau und wirkt Begleiterscheinungen des Klimakteriums entgegen.

Von einer Einnahme während Schwangerschaft oder besonders starker Menstruation muss abgeraten werden, ebenso von einer gleichzeitigen Anwendung mit eisenhaltigen Medikamenten und Alkohol.

Frauenminze:

Die Heilpflanze wirkt mit ihren ätherischen Ölen – darunter Thujon und Kampfer – *Menstruationsbeschwerden* entgegen.

Der aus den Blättern gebrühte Tee wirkt *hustenlösend* und gegen *Verdauungsprobleme*, insbesondere soll er ein gutes Mittel gegen *Verstopfung* sein.

Umschläge und Bäder mit diesem Tee fördern die Wundheilung.

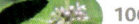

Minze

*Zahllos die Arten
der Minze. Untaugliche
Gedächtnisübung.*

N iemals möchte ich einen Vorrat
an gewöhnlicher Minze vermissen,
die, unterschieden nach Sorten,
viele Arten, Farben und Kräften besitzt.
Eine der Arten, so heißt es,
soll die Rauheit der Stimme vertreiben,
wenn ein häufig heiserer Kranker
den Saft als Tee auf nüchternen Magen trinkt.
Eine andere Art, von recht mastigem Aussehen,
die nicht klein ihren Schatten spendet,
sondern holunderartig stark in die Höhe strebt,
spreizt nach allen Seiten die große Fläche der Blätter.
Anders ist ihr Duft und ihr Trank schmeckt herber.
Der aber, dem es gelänge, sämtliche Kräfte
sowie die Arten und Namen der Minze
ohne Fehler zu nennen,
der müsste auch wissen die Anzahl der Fische im roten Meer
und der Funken aus der Esse des Ätna.

nach Walahfrid Strabo

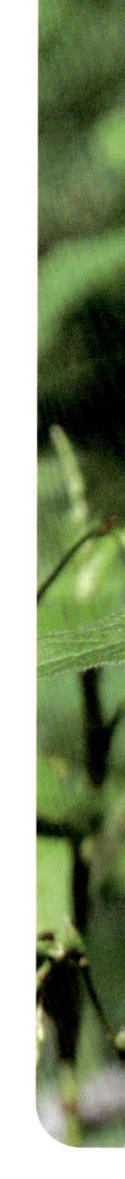

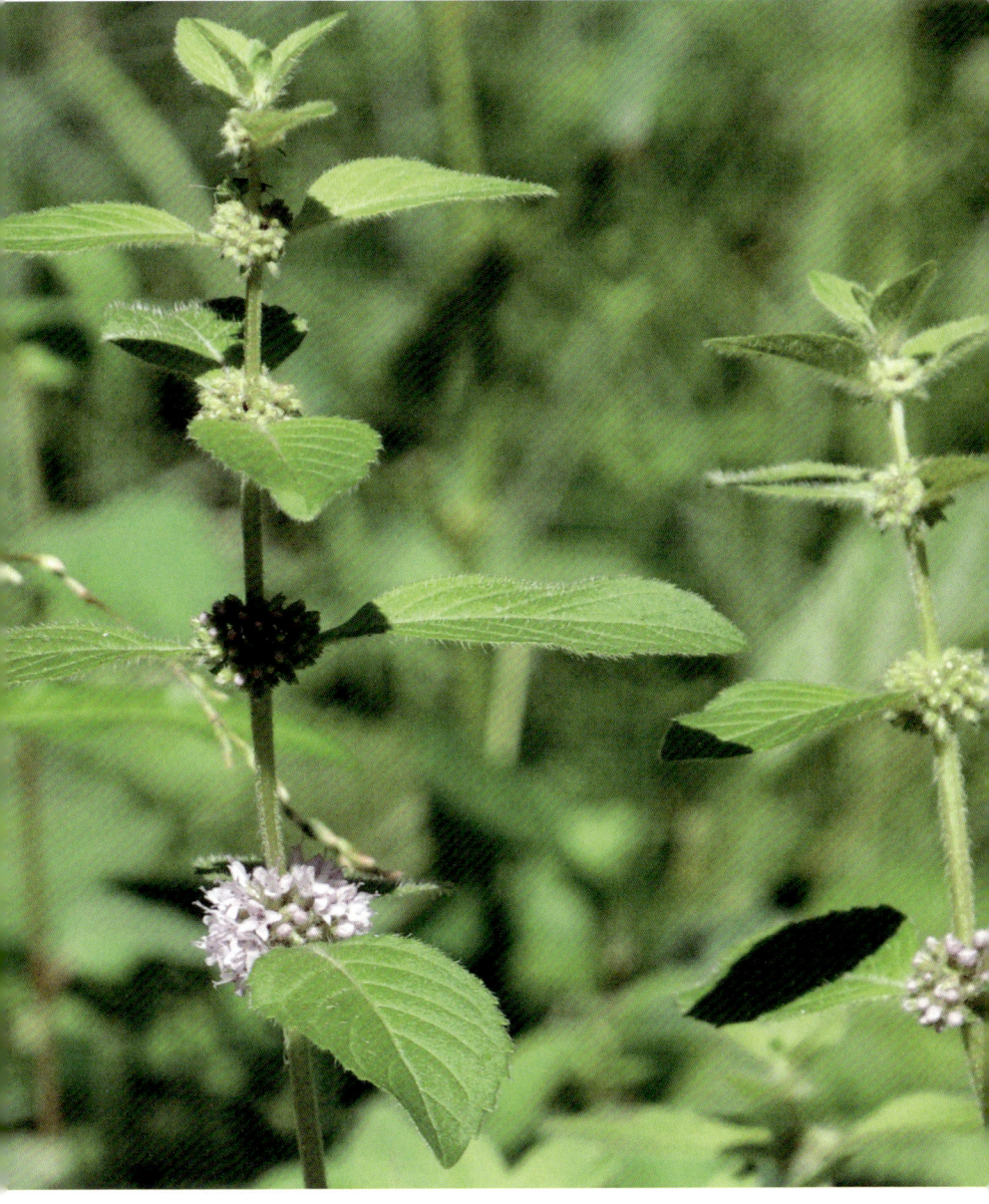

Minze *(mentha)*

S o viele Sorten wie Fische im Roten Meer! Die Minze zeigt sich tatsächlich in üppiger Artenvielfalt: Apfelminze, Orangenminze, Zitronenminze, Schokominze bezeichnen die Aromen, an die ihr Geschmack und der Duft erinnern, und das sind nur einige Beispiele von Gewürz-und Teeminzsorten. Ackerminze, Hirschminze, Ross-, Korsische oder Grüne Minze – die Zeilen dieses Textes ließen sich wohl leicht mit den verschiedenen Namen der Minze füllen. Gruppiert werden die Minze-Sorten nach unterschiedlichen Kriterien wie Duftnote, Herkunft oder Inhaltsstoffe.

Die wohlbekannte Pfefferminze war es übrigens nicht, die Walahfrid in seinem Garten wachsen ließ. Diese aus England stammend Pflanze gibt es erst seit dem 17. Jahrhundert. Welche Minzearten der Mönch in seinem Gedicht beschreibt, daran scheiden sich aufgrund der wenig spezifischen Angaben die Geister.

Bereits Karl der Große schrieb den Anbau von vier Minzearten vor: Poleiminze, Wasserminze, Ährenminze und Rossminze.

Ein kleiner Exkurs: Kaiser Karl ließ im Rahmen seines vermutlich 812 aufgezeichneten Gesetzes über die Landgüter (»Capitulare de villis«) den Benediktinerabt Ansegis eine Liste von zahlreichen Nutzpflanzen und Baumarten erstellen, die auf den Gütern seines Reiches angebaut werden sollten. Viele Klostergärten und Bauerngärten wurden nach den Empfehlungen dieser Liste angelegt.

Hildegard von Bingen, die, wie es heißt, im Jahre 1141 von Gott den Auftrag erhielt: Schreibe, was du siehst und hörst! lobte die Minze. Mit den Speisen gekocht, gebe sie dem Essen einen milden Geschmack und fördere eine gute Verdauung.

In der Küche sind Minzearten ohne oder mit nur sehr wenig Menthol beliebt. Vor allem die Engländer kennen mit Minze verfeinerte Gerichte. Besonders im nördlichen Afrika werden orientalische Teeminzen wie die Persische Minze pur zur Teezubereitung verwandt oder dem Schwarztee beigemischt.

Minze passt zu Lamm- oder Kaninchenfleischgerichten, verfeinert frisches Gemüse und gibt Joghurt und Frischkäse eine besondere Note. Eine inzwischen auch in Deutschland beliebte Spezialität der libanesischen Küche, der meist mit Couscous zubereitete Salat »Taboulé«, verdankt seinen erfrischenden Geschmack nicht zuletzt der Minze, die ihm unbedingt beigegeben werden muss. Feingeschnittene Minze zaubert Frische in Fruchtgetränke und kühlt in kalter Gurkensuppe an heißen Sommertagen. Auch in den Lieblingsdrink Ernest Hemingways, dem Mojito, gehören Minzstängel und -blätter. Der Schriftsteller verbrauchte große Mengen der Minze …

Minze wird vielfältig als Heilpflanze eingesetzt. Sie soll entzündungshemmend, krampflösend und herzstärkend wirken. Zerstoßene Blätter der japanischen Minze helfen als Umschlag bei Kopfschmerzen, der Tee gegen Magenbeschwerden, um nur einige Anwendungsgebiete aufzuzeigen. Dem Aberglauben nach vertreibt ein Strauß aus Minze und Johanniskraut böse Geister, und nachdem ein Arzt im 17. Jahrhundert die Minze als Mittel zur Stärkung des männlichen Samens entdeckte, wird sie bis heute bei Impotenz und mangelnder Libido verordnet.

In heimischen Gärten gibt es ganze Sammlungen von verschiedenen Minzepflanzen, die mit ihrem Duft die Besitzer erfreuen. Auf einem nicht zu trockenen, nicht zu feuchten Platz, im Winter gegen Fröste geschützt, gedeihen die kleinen Pflanzen, vielleicht direkt neben dem Teich mit den Goldfischen, um das anfangs erwähnte Bild der Fische im Roten Meer wieder aufzunehmen.

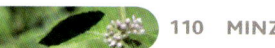

REZEPTE   Hemingways Cocktail – der Mojito

ZUTATEN:
4–6 cl weißer Rum
1–2 frische
Minzstängel oder
mindestens
6 Minzblätter
3 cl Limettensaft
1–3 TL Rohrzucker
8 cl Sodawasser
oder Mineralwasser
mit Kohlensäure
Crushed Eis oder
Eiswürfel

Rohrzucker und Limettensaft in ein hohes Glas füllen. Minze hinzugeben und ihre ätherischen Öle freisetzen, indem man sie leicht andrückt. Das Glas mit Eis auffüllen, den weißen Rum hinzugeben und kräftig rühren, um die Ingredienzien zu vermischen. Anschließend mit Sodawasser aufgießen.

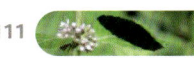

Die Bergminze gilt als Nerventonikum, verdauungsfördernd, anregend für die Gebärmutter.

Sie wirkt auch gegen *nervöse Anspannung, Depressionen* und *Schlaflosigkeit.*

Nicht für Schwangere geeignet!

Die Pfefferminze wirkt krampflösend, antiseptisch, schweißtreibend. Sie wird innerlich u. a. bei *Magen- und Darmbeschwerden, Grippe* und *Erklärungskrankheiten* angewendet.

Äußerliche Anwendung u. a. bei *Infektionen der Atemwege, Nebenhöhlenentzündung, Asthma, Kopfschmerzen, Muskelschmerzen unbekannter Ursache* und *Nervenschmerzen.*

Pfefferminze sollte Kindern unter vier Jahren nicht verabreicht werden.

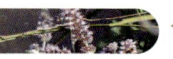

Poleiminze

*Tautropfen am Blatt
trifft der Sommersonnenschein.
Kostbare Minze.*

Zu kurz ist jedes Gedicht,
die Vorzüge der Minze Polei
in Verse zu fassen.
Den Ärzten der Inder ist sie so wertvoll
wie den Galliern ein ganzer Vorrat
des kostbaren indischen Pfeffers.
Darf da einer noch länger bezweifeln,
dass dieses Kraut eine Vielzahl Beschwerden zu lindern vermag,
wenn das vermögendste Volk es zum Höchstpreis erwirbt?
Ist es nicht klug eingerichtet,
dass in einem Land dieses selten und kostbar,
in einem anderen etwas anderes, und jedes, teuer bezahlt,
dem jeweils anderen hilft?
So wird aus den Ländern der Welt ein einziger Haushalt.
Glaube mir: die Minze Polei, gekocht
verwendet als Trank oder Umschlag,
heilt deine Magenbeschwerden.

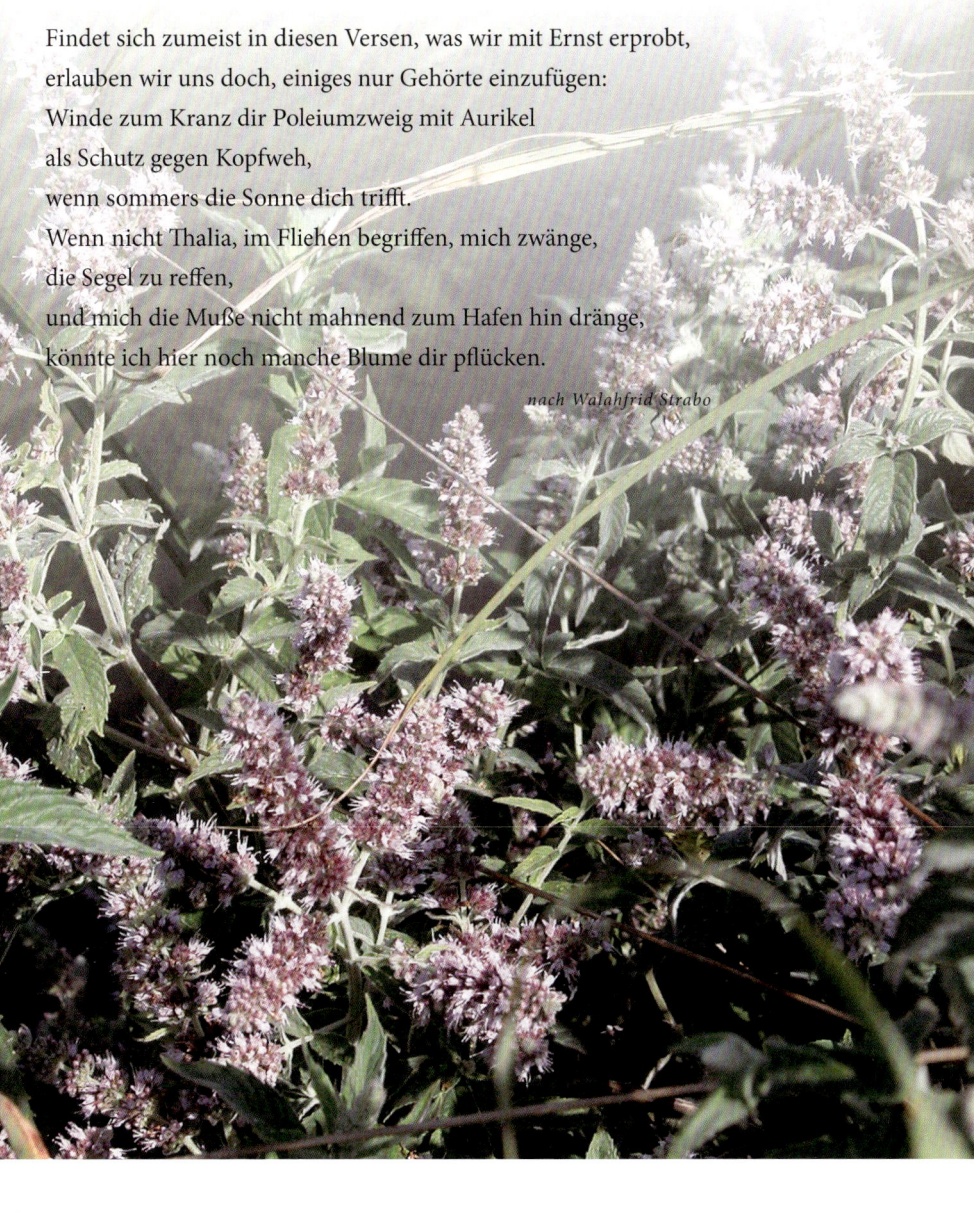

Findet sich zumeist in diesen Versen, was wir mit Ernst erprobt,

erlauben wir uns doch, einiges nur Gehörte einzufügen:

Winde zum Kranz dir Poleiumzweig mit Aurikel

als Schutz gegen Kopfweh,

wenn sommers die Sonne dich trifft.

Wenn nicht Thalia, im Fliehen begriffen, mich zwänge,

die Segel zu reffen,

und mich die Muße nicht mahnend zum Hafen hin dränge,

könnte ich hier noch manche Blume dir pflücken.

nach Walahfrid Strabo

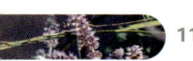

Poleiminze *(Mentha pulegium L.)*

Zu der reichen Familie der Minzen – so viele Sorten wie Fische im roten Meer, wir erinnern uns – gehört auch die Poleiminze. Als kostbare Minze beschreibt sie Walahfrid – in der Antike, im Mittelalter und bis in die frühe Neuzeit war diese Heilpflanze hoch angesehen.

Bauchwehkraut, Garbkraut, Keltenkraut, Schafzunge, Tausendblattkraut und andere Namen mehr hat der Volksmund für die Poleiminze erfunden. Der wissenschaftliche Name »Mentha« leitet sich ab von »Minthe«. Diese Nymphe war die Geliebte des Hades. Persephone, dessen Braut, verwandelte sie aus Eifersucht in ein Gartenkraut, das ihren Namen trug. »Pulegium« kommt von pulex, »Flohs«, da der Geruch der Pflanze die Flöhe fernhalten soll. Daher ist »Flohkraut« ein weiterer Name für sie aus Volkes Mund.

Hildegard von Bingen schrieb über sie: »*Die Polei hat angenehme Wärme und ist trotzdem feucht, und von folgenden fünfzehn Kräutern hat sie eine Kraft in sich, nämlich Zitwer, Gewürznelke, Galgant, Ingwer, Basilienkraut, Beinwell, Lungenwurz, Osterluzei, Eberraute, Engelsüß, Stur, Storchenschnaben, Schafgarbe, Odermennig, Bachminze. Und diese Kräuter wirken allen Fiebern entgegen, und wer im Gehirn Schmerzen hat, so dass er krank ist, der lege Polei in Wein und koche sie, und er lege sie so warm um seinen ganzen Kopf, und er binde ein Tuch darüber, damit das Gehirn warm sei, und der Wahnsinn in ihm wird unterdrückt.*

Aber auch wer die Blätter der Polei roh mit Saft oft ißt, nämlich wenn man sie allein dem Fleisch beigibt, der wärmt den Magen, wenn er einen kalten Magen hat. Und auch wenn sein Magen voll Gift, das ist Eiter, ist, reinigt und heilt es ihn.«

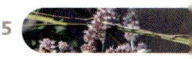

Ferner kam die Poleiminze u. a. bei Blähungen, Gallenbeschwerden, Koliken und Leibschmerzen zum Einsatz. Auch für Abtreibungen wurde sie verwendet, was nicht selten tödlich endete. Bei Überdosierung führt die Einnahme der Droge zu Vergiftungen. Heutzutage wird die Poleiminze wegen ihres Giftgehalts nicht mehr zu medizinischen Zwecken eingesetzt. Zwar soll der Poleiminzentee verdauungsfördernd wirken, empfohlen wird aber, den Aufguss hauptsächlich für Umschläge und Waschungen zu nutzen.

Die Pflanze schmeckt sehr streng und ist daher selten in der Küche zu finden. Verwendet wird sie als Putzmittelersatz, als Räuchermittel und gegen Insekten. Es empfiehlt sich, am Abend auf der Terrasse ein Sträußchen Polizeiminze aufzustellen und ab und an die Blättchen zu reiben; das allein sollte genügen, lästige Mücken fernzuhalten.

In heimischen Garten fühlt sich die Poleiminze an feuchten und nährstoffreichen Standorten wohl, beispielsweise in der Nähe eines Zierteiches. In der Natur bevorzugt sie Standorte an Fluss- und Seeufern. Ursprünglich aus Südeuropa stammend, eroberte sie sich auch bei uns einen festen Platz, in Gewässernähe oder auf feuchten Wiesen, gilt aber mittlerweile als vom Aussterben bedroht.

Der deutsche Naturschutzbund empfiehlt das gezielte Pflanzen von Futterpflanzen für Hummeln, Bienen und Tagfalter, um damit Nahrung für eine bedrohte Tierart anzubieten: die Fledermaus. Die Poleiminze gehört zu den dafür geeigneten Gewächsen. Gemeinsam mit der roten Taglichtnelke, Borretsch, Schnittlauch und Rossminze an feuchten Stellen im Garten gepflanzt, lockt sie nachts scheue Jäger wie Zwerg-, Wasser- und Breitflügelfledermaus, das Braune Langohr und den Großen Abendsegler an. Gut möglich, dass auch in Walahfrids Klostergarten Fledermäuse heimliche Gäste waren.

REZEPTE   *Rigatoni mit Poleiminze*

ZUTATEN:
400 g Rigatoni
450 g Tomaten
200 g Ricotta
12 Blättchen
Basilikum
6 Blätter Poleiminze
Olivenöl
Salz
Pfeffer

Zubereitung:

Die Tomaten kurz in kochendes Wasser geben, anschließend häuten und klein schneiden. Basilikum und Poleiminze hacken. 2 EL Olivenöl erhitzen und die Tomatenstücke dazugeben, zwei Minuten köcheln lassen. Salz und Kräuter hinzu, kurz erhitzen und die Soße beiseite stellen.

Zwischenzeitlich die Rigatoni nach Anleitung kochen, abgießen und in die Soße füllen. Das Ganze mit Ricotta mischen und mit Pfeffer abschmecken.

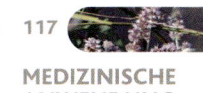

TEE aus den Blättern der Poleiminze soll *verdauungsfördernd* wirken, *Gallenbeschwerden* lindern, hilfreich sein bei *Erkältungen und Fieber.* Da die Pflanze das Gift Pulegon enthält, sollte eine innerliche Anwendung nur mit großer Vorsicht und nicht nach Belieben erfolgen. Der Rat eines Arztes oder Apothekers sollte eingeholt und befolgt werden, zumal bei Dauergebrauch vor Leberschäden gewarnt wird.

Bei *Leib- oder Menstruationsschmerzen* sollen UMSCHLÄGE helfen, die mit dem Aufguss getränkt werden.

Auch als Mundwasser kann der kalte Tee aus Poleiminze genutzt werden.

Schwangere, Frauen in der Stillzeit sowie Kinder und Leberkranke dürfen die Droge nicht einnehmen.

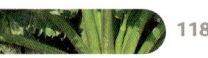

Sellerie

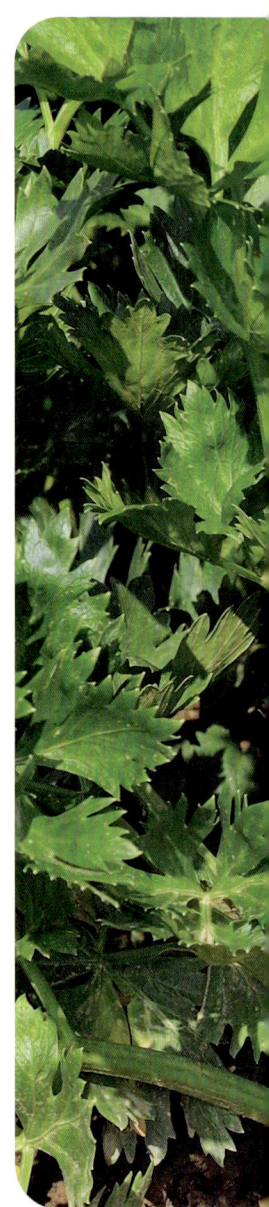

In meinem Garten
wächst Sellerie. Vergessen
die heilende Kraft.

I n unseren Gärten billig geworden,
scheint es, die Sellerie
tauge höchstens zur schmackhaften Speise.
Doch bietet sie zahlreiche wirksame Mittel
aus eigener Kraft.
Ihr zerriebener Samen soll, wie man sagt,
eingenommen
die quälenden Schmerzen der Blase beheben.
Isst man jedoch die zarten Triebe der Pflanze,
verdaut sie im Magen
rumorende Reste von Speisen.
Wenn dich würgendes Brechen quält,
trinke die Sellerie mit Wasser und herbem Essig,
dann wird besiegt die Übelkeit weichen.

nach Walahfrid Strabo

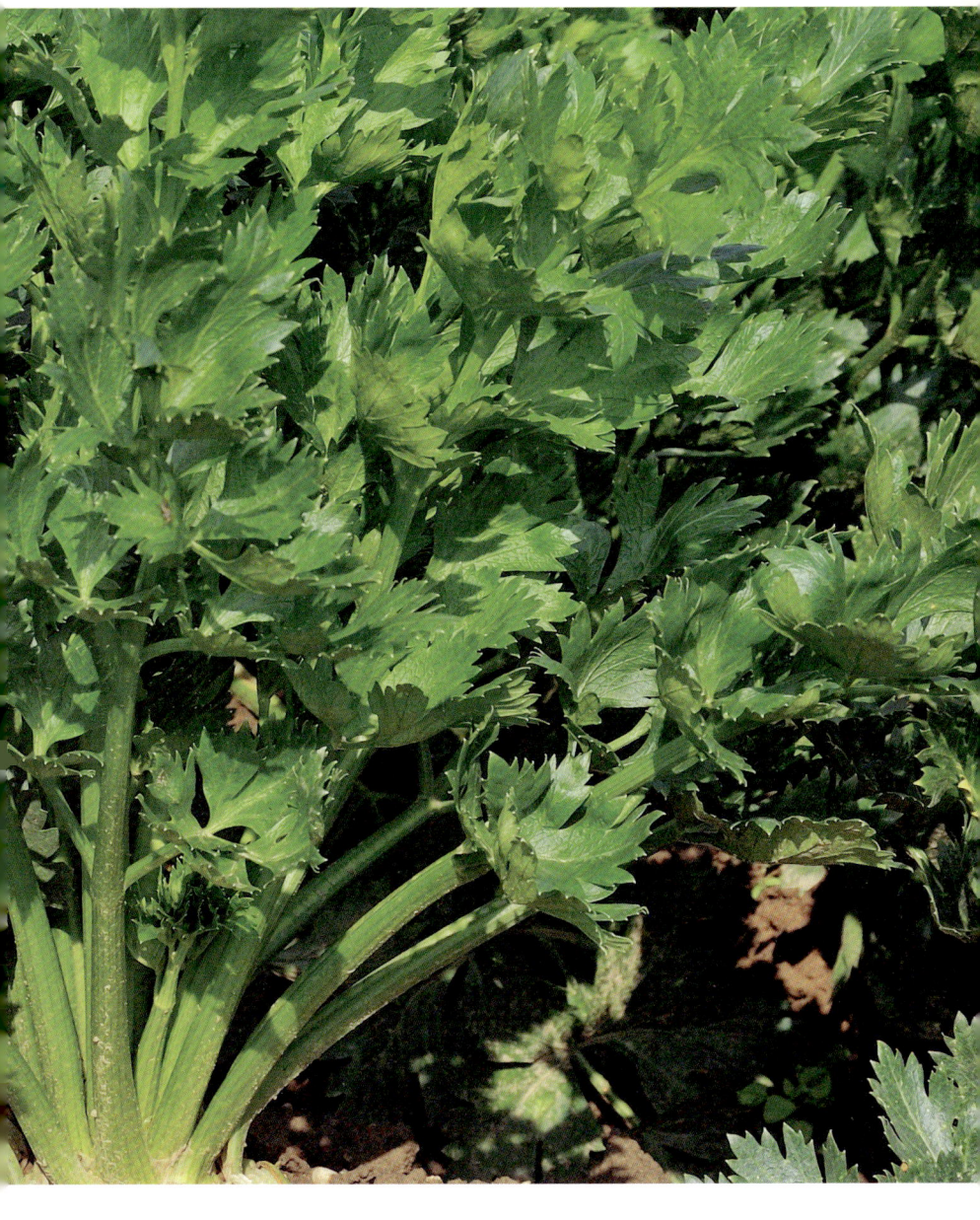

Sellerie *(Apium graveolens L.)*

Bereits in der Antike war Sellerie als Heilpflanze kein Unbekannter. Alte Schriften zeugen davon, dass zwischen 1200 und 600 vor Chr. in Ägypten die Heilkräfte des Selleries genutzt wurden. Auch als Grabbeigabe war er beliebt; selbst im Grab Tut-ench-Amuns soll er gefunden worden sein. Bei den alten Griechen und Römern war der Sellerie dem Gott der Unterwelt geweiht, wurde als Leichenschmaus kredenzt und als Grabbepflanzung genutzt. Später wurde er bei den Griechen gemeinsam mit dem Lorbeer zu Siegerkränzen gebunden. Hier könnte ein Zusammenhang mit dem wissenschaftlichen Namen bestehen: »Apium« lässt sich möglicherweise von »apex« ableiten lassen, was »Kopf« bedeutet, »graveolens« steht für stark duftend. Die altgriechische Bezeichnung »seliinon« gilt als Ursprung des deutschen Namens. Sie wird gleichgesetzt mit der Stadt Selinunt am Fluss Selinus, in dessen Umgebung große Selleriefelder lagen. Das Stück eines Sellerieblattes fand sich sogar im Wappen der Stadt.

Im Mittelalter nutzte man den auch im Capitulare de villis erwähnten Sellerie vorwiegend als Arzneipflanze. Der Aberglaube besagte, dass die stark riechenden Sellerieknollen zur Abwehr von Hexen und Dämonen taugten. Ab dem 17. Jahrhundert verdrängte er als Gemüsepflanze die Pastinake.

Homer beschreibt in der Odyssee den Sellerie als eine der Pflanze auf den Wiesen der Nymphe Kalypso, die daraus ihre betörenden Zaubertränke braute. Vielleicht erhielt der Sellerie daher seinen Ruf als die Potenz steigerndes Mittel, denn auch Heinrich Heine schrieb in einem Gedicht:

> *Es kommt der Lenz mit dem Hochzeitgeschenk,*
> *Mit Jubel und Musizieren,*
> *Das Bräutchen und den Bräutigam*
> *Kommt er zu gratulieren.*

Er bringt Jasmin und Röselein,
Und Veilchen und duftige Kräutchen,
Und Sellerie für den Bräutigam,
Und Spargel für das Bräutchen.

Auch das Liedchen »Fritzchen freu' Dich, Fritzchen freu' Dich, morgen gibt es Selleriesalat« wurde in meiner Kindheit mit verschmitztem Gesicht und Hintergedanken gesungen. Wissenschaftlich belegt ist die aphrodisierende Wirkung des Selleries allerdings nicht!

In der Volksmedizin gilt Sellerie als nervenstärkend, appetitanregend, magenberuhigend, potenzsteigernd und harntreibend. Walahfrid beschreibt in seinem Gedicht die Pflanze als Heilmittel bei Blasenentzündung und Übelkeit. Hildegard von Bingen äußerte sich so: »*Der Sellerie ist warm und er ist mehr von grüner als von trockener Natur. Er hat viel Saft in sich, roh taugt er für den Menschen nicht zum Essen, weil er üble Säfte bereitet. Gekocht aber schadet er dem Menschen nicht beim Essen, sondern er verschafft ihm gesunde Säfte.*«

In der Küche findet Sellerie vielfältig Verwendung. Knollensellerie wird als Gemüse zu Fleischgerichten und als Suppengrün gemeinsam mit Möhren, Petersilie und Lauch zu Suppen gegeben. Im Waldorfsalat bildet er die Hauptgrundlage. Die langen fleischigen Blattstiele des Stangenselleries verarbeitet man ebenfalls zu Salaten und Gemüse, während die Blätter von Schnitt- oder Würzsellerie als Gewürzkraut dienen. Getrocknete und zerkleinerte Blätter ergeben mit Kochsalz vermischt das schmackhafte Selleriesalz. Selleriesaft verwendet der Barkeeper für das alkoholische Getränk »Bloody Mary«.

Walahfrid mahnte, den Sellerie nicht nur als Küchen- sondern auch als Heilpflanze zu betrachten, und bis heute steht die Verwendung als Nahrungsmittel im Vordergrund.

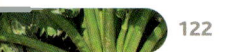

REZEPTE   Pastinaken-Sellerie-Apfel-Salat

ZUTATEN:
250 g Pastinaken
2 Äpfel
250 g Sellerie
4 EL Joghurt
3 EL saure Sahne
Saft einer Zitrone
50 g gehackte
Haselnüsse
Kräutersalz
Pfeffer
2 Stengel Petersilie
gehackt

Zubereitung

Pastinaken, Sellerie und Äpfel putzen, fein raspeln und vermischen. 50 g Haselnüsse grob hacken und dazugeben. Aus Joghurt, saurer Sahne, dem Saft einer Zitrone, Kräutersalz, Pfeffer und gehackter Petersilie eine Salatsoße zubereiten und untermischen.

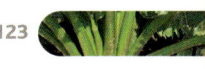

Sellerie gilt u. a. als blutreinigend, harntreibend, kreislauf- und nervenstärkend, menstruationsfördernd; er soll sich günstig auf *Nieren- und Blasenleiden* auswirken, bei *Gicht, Arthritis, Eiweißausscheidungen im Urin* und *Rheuma* helfen, *Husten* und *Asthma* lindern sowie regulierend auf den Blutdruck Einfluss nehmen. Die Volksmedizin schreibt ihm zudem Heilwirkung in Bezug auf *Magenschwäche, Wassersucht* und *Ödeme* zu.

Angewendet wird die Heilpflanze in Form von TEE oder GEPRESS-TEM SAFT.

Für den Tee übergießt man 2 Teelöffel Selleriekraut mit einer Tasse kaltem Wasser, kocht das Gemisch kurz auf und seiht es ab.

Für Selleriesaft gibt man alle Pflanzenteile klein geschnitten in den Entsafter. 1 – 2 EL vor dem Essen eingenommen sollen entwässern und unterstützen so die innere Reinigung.

Das Kochwasser von Sellerie soll unterstützen – in das Haar einmassiert – gegen *Schuppen* helfen.

Rohkostsalat aus Knollensellerie und Äpfeln, vermischt mit Zucker, soll *Hautunreinheiten* entgegen wirken.

Betonie

Die Betonie –
wild in Wiesen und Wäldern
im Garten gezähmt.

Wenn auch auf Höhen, in Hainen, Auen
und ebenem Land all überall beinah
das füllige Kraut der Betonie wild wachsend steht,
so wächst doch auch sie, gezogen, in unserem Garten.
So oft schon gelobt, wär' nutzlos und vergeblich jeder Versuch,
Neues hinzuzufügen.
Wenn du es vorziehst, sie zu ernten und frisch zu verwenden,
oder getrocknet im Winter,
ob nun der perlende Most dich erfreut
oder dir eher Geklärtes als Wein schmeckt –
für all dies taugt das Kraut als Ersatz.
Als so wertvoll schätzen sie manche,
dass sie ihre Kraft als Schutzschild benennen
gegen jede Gefahr, die den Körper von innen bedroht.
Regelmäßig trinken sie deshalb
diese kräftig heilsame Arznei.
Ferner, wenn dein Kopf vom Feinde verwundet,
dann lege zermahlene Teile der Pflanze,
mehrfach als Umschlag dir auf,
und durch die heilende Kraft wird die Wunde sich schließen.

nach Walahfrid Strabo

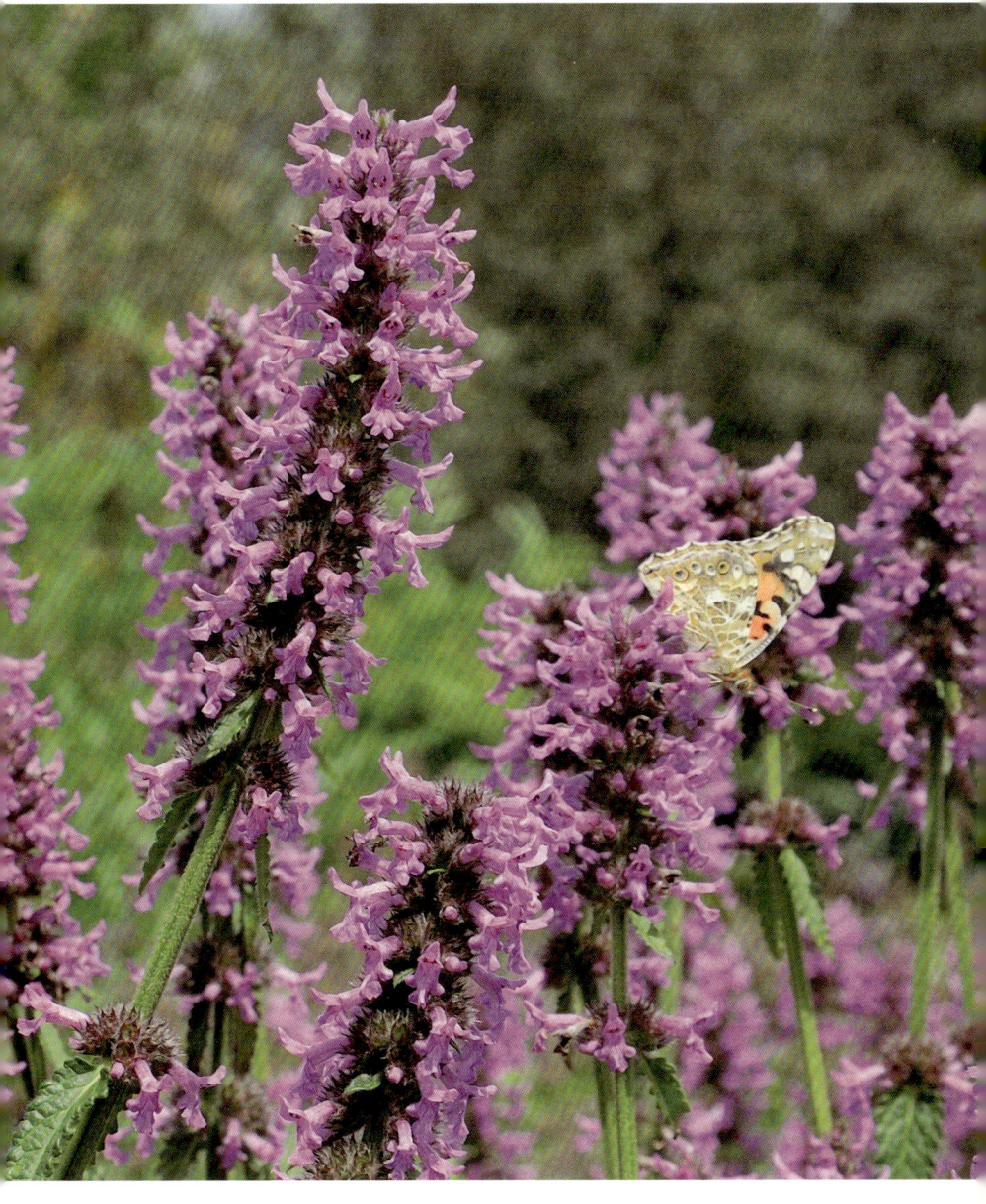

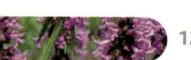

Betonie *(Betonia officinalis L.)*

Als so wertvoll schätzen sie manche», schreibt Walahfrid über die Betonie, und tatsächlich galt sie in der Antike als eine der populärsten Heilpflanzen. Zu Zeiten des Kaisers Augustus (63 v. Chr. bis 14 n. Chr.) hatte sie einen so bedeutenden Ruf, dass Antonius Musa, der kaiserliche Leibarzt, der Pflanze ein ganzes Buch widmete. Der Volksmund nannte sie deshalb auch »Antoniuskraut«. Andere Bezeichnungen lauten: Heilziest, Feuerkraut, Flohblume, Pfaffenkraut oder Zahnkraut. Sogar als Götterkraut wurde sie bezeichnet, rühmte man sie wegen ihrer Heilkraft bei nicht weniger als 20 Beschwerden. Vorbeugen sollte sie gar gegen jegliche Krankheit. Der Aberglaube zählte sie zu den magischen Pflanzen, die gegen »teuflische Versuchungen des Körpers« half.

Auch im Mittelalter galt die Betonie noch als viel gepriesenes Allheilmittel. Hildegard von Bingen reihte sich in die Lobenden ein: *»Und wer von falschen Träumen geplagt zu werden pflegt, der habe Betonienkraut bei sich, wenn er abends schlafen geht und wenn er schläft, und er wird weniger falsche Träume sehen und spüren. Eine Frau, die zur Unzeit an zu starkem Monatsfluss leidet, unregelmässig, die lege Betonienkraut in Wein, damit er davon den Geschmack annimmt, und sie trinke oft, und sie wird geheilt werden.«*

Heute hat das stark wachsende, 30 – 60 cm hohe Kraut mit den schmalen, am Rand eingekerbten Blättern noch in der Heilkunde Bedeutung: der Tee, so heißt es, wirke hervorragend bei Durchfallerkrankungen und heile als Grugellösung Entzündungen im Mund- und Rachenraum. Umschläge sollen die Wundheilung fördern. Auch Hildegards

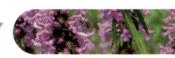

Ratschlag folgt man bis heute, in dem man getrocknetes, geschnittenes Betonicakraut, in kleine Beutel eingenäht, als Helfer bei Schlafstörungen und Albträumen auf die Brust legt.

Die Betonie gehört zur Gattung der Ziest (Stachys), die mehr als 250 verschiedene Arten umfasst. Der Heil-Ziest besticht durch seine Schönheit. Wächst er auf einer Wiese mit Heilkräutern, leuchtet er im späteren Sommer purpurrot und hebt sich dadurch aus dem Pflanzen-Potpourri heraus. Seine ährenförmigen, angenehm duftenden Blüten bilden sich an der Spitze seiner Stängel. Außer auf Wiesen wächst er u. a. in Wäldern und an sonnigen Abhängen. Bienen und Faltern bietet er gern genommene Nahrung.

Als Küchengewürz hat die Betonie nur geringe Bedeutung. Alte Rezepte führen sie als Bestandteil von Kräuterteemischungen auf oder als Zusatz von heilungsfördernden Getränken wie das »Mädesüß-Bier«. Walahfrid verspricht in seinem Gedicht, die Kraft des Tranks der Betonie stehe weder dem des Mosts nach noch dem des Weines, was wahrhaftig schätzenswert wäre.

REZEPTE *Mädesüss-Bier*

ZUTATEN:
25 g Mädesüss-
blätter
25 Blätter
von Betonie
25 g Odermennig
500 g Zucker

Man lässt die Blätter in 5 l Wasser 20 Minuten lang kochen, gießt den Sud dann ab und rührt den Zucker darunter. Dann lässt man die Flüssigkeit abkühlen und gibt sie lauwarm in Flaschen. Das so hergestellte Bier gärt ohne weiteren Zusatz. Nach einer Woche kann man es trinken.

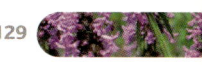

Die Liste der Anwendungsmöglichkeiten des Heil-Ziests ist lang. Er gilt u. a. als blutstillend, kräftigend, entzündungshemmend im Mund und Rachenraum, wundheilend und menstruationsregelnd.

Die Naturheilkunde beschreibt die Pflanze als hilfreich bei *Asthma, Gicht, Rheuma, Krampfadern, Lungen- und Bronchienverschleimung, Magenleiden, Neuralgien* und *innerer Unruhe.* Viele Aufzählungen enden mit der Feststellung, dass es sich hier um ein Universalheilmittel handelt.

Für die Teezubereitung wird 1 Teelöffel des Krautes mit kochendem Wasser übergossen. Nach 15 Minuten Ziehzeit durch ein Sieb geben und bis zu drei Tassen täglich trinken. Der Aufguss ist auch für Umschläge und Mundspülungen zu verwenden.

Wie bei allen Heilkräutern sollte auch hier vor der Anwendung Rücksprache mit dem Arzt oder Apotheker gehalten werden.

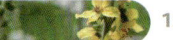

Odermennig

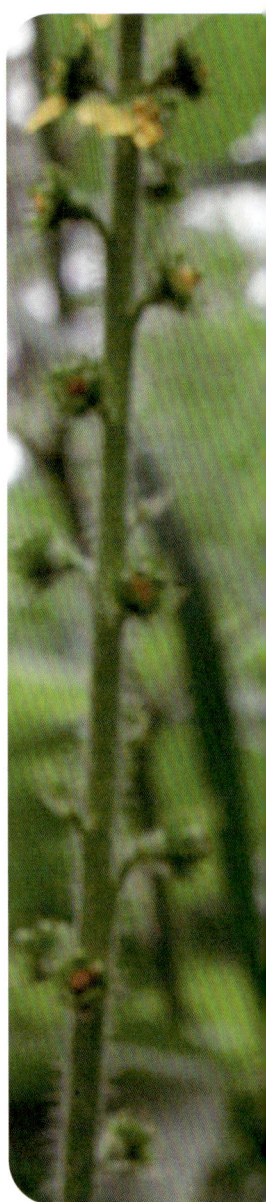

Endlich gefunden!
        Zahlreiche Blütenköpfe –
wie blind ich doch war.

Rasch zu bestimmen, schön aufgereiht,
        Odermennig, der ringsum
        in Fülle die Fluren bedeckt
und auch im Dunkel der Bäume gedeiht.
Vielfach gepriesen die nützlichen Kräfte,
besonders hilft er, zermahlen als Trank,
bei quälenden Magenschmerzen.
Hat ein Messerschnitt
unseren Körper verwundet,
heißt der Rat, zerstoßene Triebe
auf die offene Wunde zu legen
und den Umschlag
mit brennendem Essig zu tränken.

nach Walahfrid Strabo

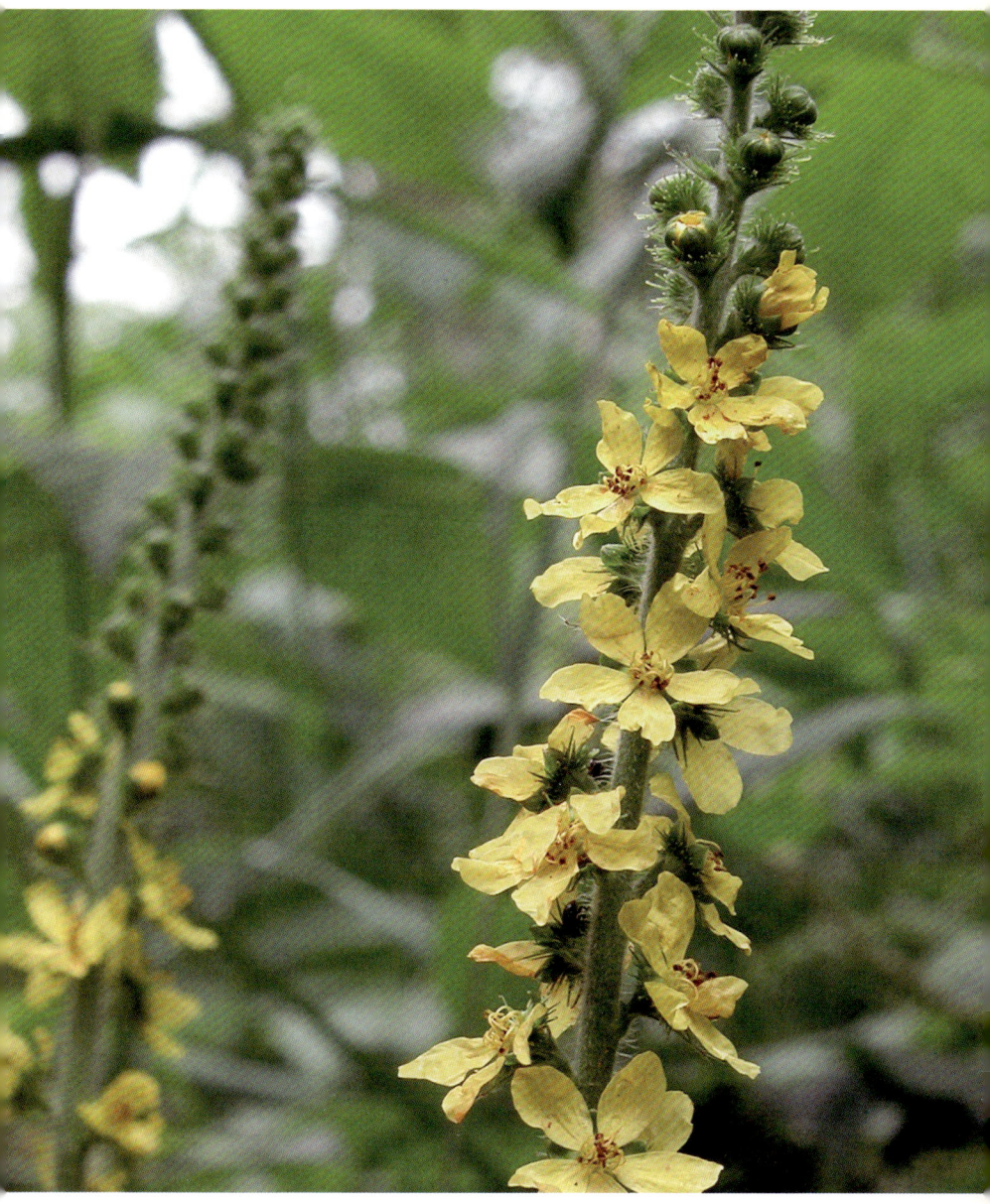

Odermennig *(Agrimonia eupatoria L.)*

Kaum jemand kennt diese zur Gruppe der Rosengewächse zählende Pflanze. Dabei handelt es sich um ein einheimisches Wildkraut, das oft auf sonnigen Magerwiesen, an Böschungen und Waldrändern anzutreffen ist. Ab Juni und bis in den September hinein leuchten die gelben, ährenartigen Blütentrauben im Sonnenschein.

Die Früchte der Pflanze weisen eine Besonderheit auf: mit kleinen Widerhaken bleiben sie am Fell von vorüberstreifenden Rindern, Schafen, Wildschweine, aber auch an der Kleidung sie zufällig berührender Menschen hängen und werden so weit verbreitet. Dies erklärt vielleicht das häufige Vorkommen des Odermennig in der Natur, auch verlieh ihm diese Eigenart den Beinamen »Leberklette«.

Der Volksmund kennt die bis zu 1 m hohe Pflanze u. a. auch als Ackermännchen, Klettenkraut, Kirchturm (wegen seines langen Stils), Milzblüh oder Leberklee, Namen, die auf die Heilwirkung des Krauts bei Milz,- Leber- und Gallenleiden hinweisen. Der Name »eupatoria« führt auf König Mithridates Eupator von Pontus zurück. Er gilt als Entdecker der Heilkräfte des Odermennig.

Dem Aberglauben nach schützte Odermennig vor negativen Energien und Giften und vertrieb böse Geister. Angeblich könne man die Pflanze zum Aufspüren von Dämonen nutzen: in Anwesenheit dunkler Mächte beginne die Blüte sofort zu welken.

Salbungsvoll klingen die Bezeichnungen »Heil der Welt« oder »König aller Kräuter«. Bei der Kräuterweihe an Maria Himmelfahrt findet sich Odermennig im geweihten Kräuterbüschel und soll dort im Bund mit anderen Gewächsen Missgeschick und Krankheit abwehren. Diese

Weihe hat ihren Ursprung möglichenfalls in einer Legende: Als die
Jünger des Herrn das Grab der Gottesmutter besuchten, fanden sie es
leer, und es schlug ihnen der Duft würziger Kräuter und Blumen entgegen.

Bereits in der Antike wendete man die Pflanze bei Schlangenbissen,
Augenleiden und schlechtem Gedächtnis an. Im alten Griechenland
gehörte Odermennig zu den bekanntesten Heilpflanzen. Auch in der
Mythologie trat er in Erscheinung, und zwar als die der Göttin Pallas
Athene geweihte Pflanze. Auf den Schlachtfeldern der Sachsen im 15.
Jahrhundert wurden Schusswunden mit dem Wundwasser »Arquebu-
sade« behandelt, und Odermennig war ein Bestandteil des blutstillen-
den und die Wunden schließenden Wassers.

Walahfrid erwähnt die Heilkraft bei Magenschmerzen und offenen
Wunden, und Hildegard von Bingen riet zu Tee aus Blüten und Blättern der Pflanze bei Atemwegerkrankungen, inneren Erkrankungen
und Hautkrankheiten. Die Volksmedizin setzte Odermennig zudem
bei Nieren- und Blasenentzündungen sowie dem Problem des Bett-
nässens ein.

Auf eine weitere Besonderheit der Heilpflanze weist die Bezeichnung
»Sängerkraut« hin. Es heißt, Odermennig-Tee straffe als Gurgellösung
die Stimmbänder und vertreibe störende Heiserkeit.

In der Küche hat Odermennig so gut wie keine Bedeutung, lediglich
für Kräutersalze oder Kräuterbutter kann es mitverwandt werden.
Dennoch: Es handelt sich hier um eine interessante Heilpflanze, die zu
Unrecht in Vergessenheit geraten ist.

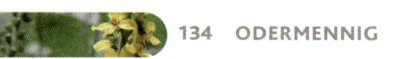

REZEPTE *Odermennig-Tee*

Zwei kurze Stücke des Pflanzenstängels (ca. 2 cm lang) vom fri-
schen Kraut mit 1 Tasse abgekochtem heißem Wasser übergie-
ßen. Die Ziehzeit beträgt 5 – 7 Minuten.
Der Tee kann auch aus getrocknetem, fein gerebeltem Kraut ge-
brüht werden. Das Trockenkraut nur sehr sparsam verwenden!

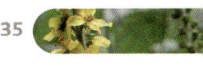

Innerlich wird die Pflanze bei *Durchfallerkrankungen* und *Entzündungen im Mund- und Rachenbereich* angewendet.

UMSCHLÄGE können Entzündungen der Haut heilen und sollen unreine Haut klären. Als Droge finden die während der Blüte gesammelten und getrockneten Spitzen der Sprossen und die Blätter Anwendung. Bester Sammelmonat soll der Juni sein. Wichtigster Inhaltsstoff der Pflanze ist die Gerbsäure.

Der Odermennig wird oft als die klassische Heilpflanze bei *Leber- und Gallenbeschwerden* genannt. Eine TEEMISCHUNG aus 80 g Odermennig, 80 g Labkraut und 80 g Waldmeister soll hier hilfreich sein. Empfohlen wird, eine Tasse auf nüchternen Magen zu trinken und zwei weitere Tassen schluckweise im Lauf eines Tages.

Das »Königskraut« kann auch jedem anderen Tee beigemischt werden. Seine wohltuende Wirkung für das Allgemeinbefinden und der angenehme Geschmack empfehlen es dafür.

Diabetikern wird der Tee als Durstlöscher empfohlen: 30 g blühende Sprossspitzen und Blätter mit 1 Liter heißem, abgekochtem Wasser übergießen, 10 Minuten ziehen lassen.

Die Volksmedizin nennt als weitere Anwendungsgebiete u. a. *Blutarmut, Durchfall, Harnförderung, Hexenschuss, Verdauungs- und Schlafstörungen* sowie *Rheuma* und *Blasenschwäche.*

Ähnlich wie der grüne Tee soll Odermennig das Immunsystem stärken und Krebszellen hemmen können.

Für einen Umschlag werden 20 g Odermennigkraut mit 200 ml kaltem Wasser aufgegossen, aufgekocht und durch ein Sieb gegeben. Auch für Waschungen und Kompressen kann der Aufguss verwendet werden.

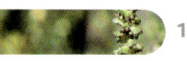

Ambrosia

Bist du es, Rainfarn,
bist du der Götter Speise,
die Ambrosia?

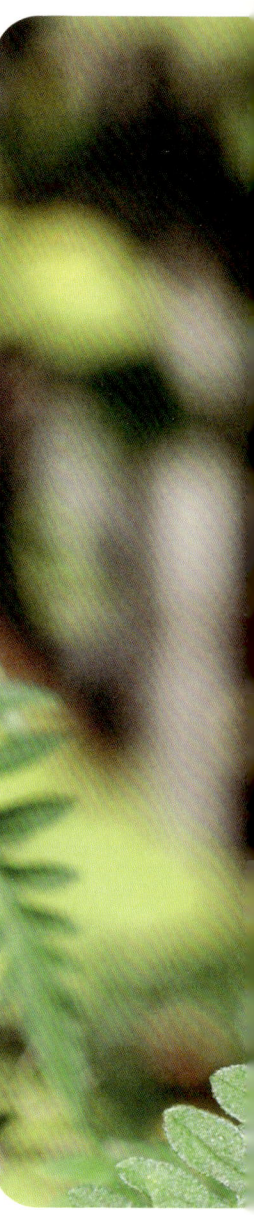

Nebenan wächst der Rainfarn,
Ambrosia auch genannt.
Hoch gelobt, bezweifeln doch viele,
dass es jene Ambrosia ist,
die alte Bücher so häufig beschreiben.
Gleichwohl verwenden die Ärzte diese Arznei:
Sie entzieht, als Trank eingenommen,
die Menge an Blut,
wie sie dem Körper Heilsames zuführt.

nach Walahfrid Strabo

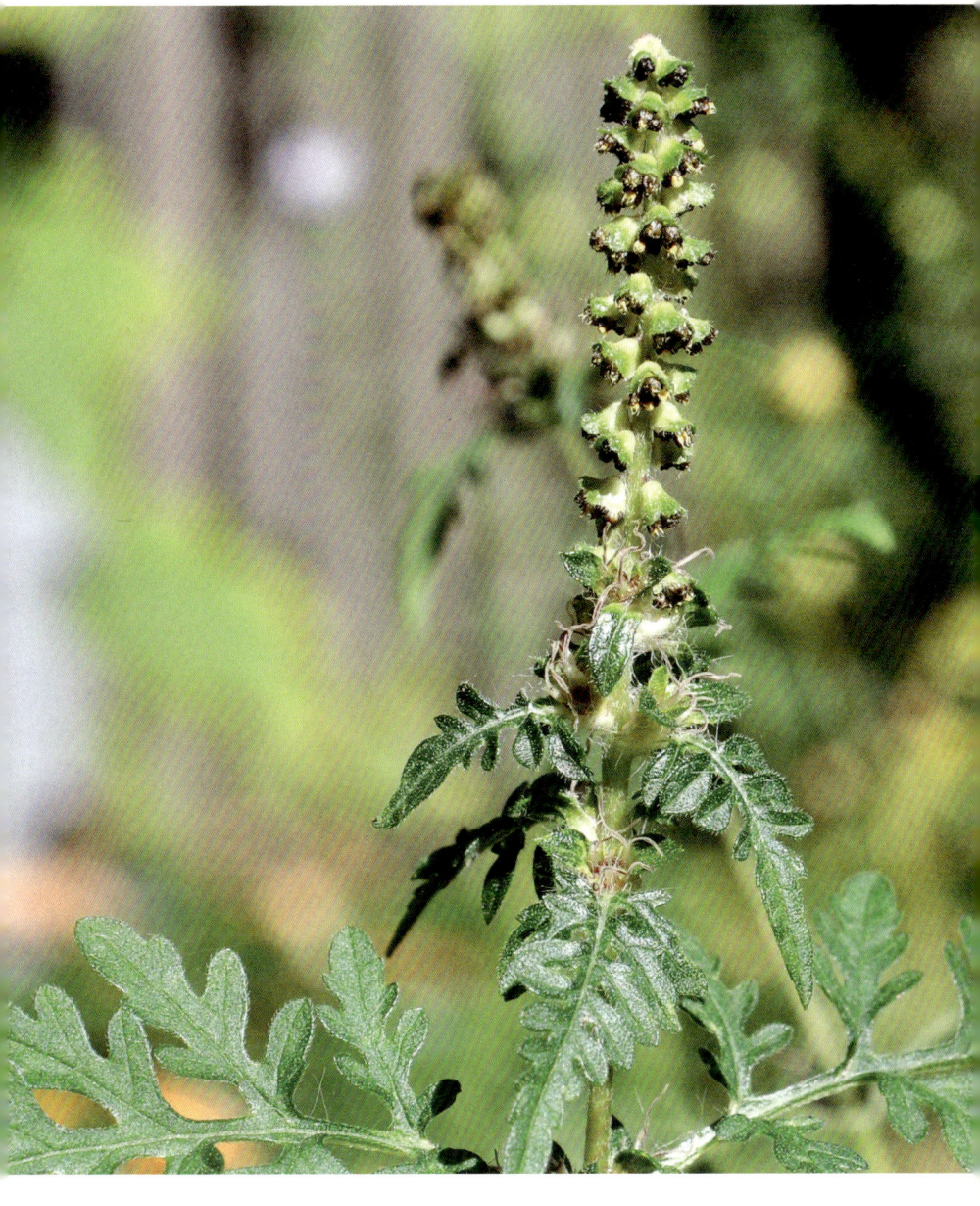

Ambrosia

Walahfrid berichtet von den Zweifeln, ob es sich bei dieser Pflanze in seinem Garten tatsächlich um die viel besungene Götterspeise der Antike handelt. Ihr griechischer Name bedeutet »Unsterblichkeit«, und möglicherweise wurde auch ewiges Leben und jugendliches Aussehen der Götter durch den Genuss dieser Speise ermöglicht. Auch als Trank wurde Ambrosia gereicht, oder sie wurde als wundervoll duftender Balsam genutzt und als Salbe auf den Körper gegeben. Gesundheit und Schönheit waren dem gewiss, der sich ihrer bedienen durfte.

Unser Mönch beschreibt die Pflanze nicht näher; dennoch gibt es Vermutungen, dass es sich dabei entweder um Traubenkraut oder Rainfarn gehandelt haben könnte.

Das Beifußblättrige Traubenkraut trägt Ambrosia im wissenschaftlichen Namen: Ambrosia artemisiifolia und wird im Volksmund auch »Ambrosia« genannt. Sie ist eine Pflanze aus der Familie der Korbblütler, keimt von Frühjahr bis in den Sommer hinein, ist einjährig und gilt allgemein als »Unkraut«. Pollen und Berührungen der Blüten können zu heftigen allergischen Beschwerden führen. In Nordamerika beheimatet, gelangte die Pflanze im 19. Jahrhundert nach Europa. Zunächst nur vereinzelt wachsend, wurden seit 1990 vor allem im Süden Deutschlands, aber auch in anderen Regionen, größere Vorkommen beobachtet. Wuchsorte sind Gärten, Äcker, Straßen- und Wegränder, aber auch Bauschutthalden und Bahndämme. In Italien und Frankreich hat sich die Pflanze mittlerweile zur Plage entwickelt, die Allergikern das Leben schwer macht. Sie verlängert die Leidenszeit Betroffener: Zwischen August und Oktober, wenn Gräser und andere Allergieauslöser endlich ver-

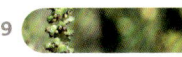

blüht sind, beginnt die Hauptpollenflugzeit der Ambrosia. Wegen der Stärke des Allergens empfehlen Fachleute mittlerweile, die unkontrollierte Ausbreitung der Pflanze zu unterbinden.

Rainfarn *(Tanacetum vulgare L.)*

Der Rainfarn zählt zu den sogenannten »Kompasspflanzen«: Wenn die Sonne direkt auf die Blätter scheint, zeigen diese genau nach Süden. Er wird auch Wurmkraut genannt und gehört wie das Beifußblättrige Traubenkraut zur Pflanzenfamilie der Korbblütler. Von Juni bis in den September hinein leuchten hellgelbe Blütenkörbchen mit vielen Einzelblüten, die dem Rainfarn – neben Regenfarn, Drusenkrud oder Pompelblume – den Volksnamen Gülden Knöpfle oder Westenknöpfe gab. Bevorzugt wächst er an mäßig nährstoffreichen Böden, an Ufern und Wegrändern, wenn es dort sonnig, warm und feucht ist. Der intensive Geruch der dunkelgrünen, gefiederten Blätter gefällt einigen Menschen, anderen indessen gar nicht. Früher vertrieb man damit Ungeziefer und Insekten. Bei Hautkontakt mit dem Rainfarn kann es zu Allergien kommen.

Das Öl der Pflanze ist wegen des enthaltenen Thujons je nach Pflanzenart und Wachstumsbedingungen unterschiedlich ausgeprägt giftig. Rainfarn sollte daher nicht gesammelt, sondern in Fertigpräparaten gekauft werden. Wegen der Vergiftungsgefahr wird Rainfarn heute nur mehr äußerlich angewendet, allerdings kann es auch hier zu Hautreizungen kommen.

Im Mittelalter fand die Pflanze Eingang in den Capitulare de villis, man benutzte sie als Entwurmungsmittel und bekämpfte mit ihr Kopfläuse, indem man die Haare mehrfach mit Rainfarn-Tee spülte. Die Blütenköpfe benutzte man auch als Färbemittel für Wolle.

REZEPTE *Sowohl das beifußblättrige Traubenkraut als auch der Rainfarn finden in der Küche keine Verwendung.*

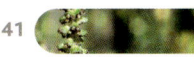

Der Rainfarn soll bei *Verzerrungen* und *Gelenkschmerzen* helfen. Hierfür bereitet man aus den Blüten und dem Kraut einen **BREIUM-SCHLAG**, indem man die Pflanzenbestandteile auf einem Holzbrett mit einer Teigrolle zu einem Brei verreibt. Auf einem Leinentuch verstreichen, auf die erkrankte Körperregion legen und mit einem weiteren Tuch verbinden.

An dieser Stelle noch einmal der Warnhinweis: der Rainfarn darf wegen seines hohen toxischen Gehalts nicht innerlich angewendet werden. Es droht u. U. tödliche Vergiftungsgefahr.

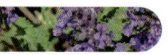

Katzenminze

Ich streichele sanft
die nesselgleichen Blätter –
statt Schmerz feiner Duft.

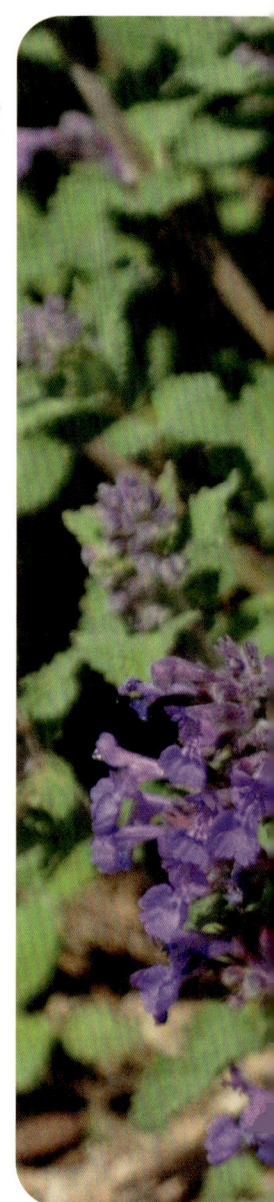

Katzenminze, das heitere Kräutlein,
bringt unser Gärtlein
in ständigem Nachwuchs hervor.
Ihre Blätter gleichen denen der Nessel,
und an der Spitze der Pflanze verschwendet
fleißig die Blüte den lieblichsten Duft.
Sie, längst der Heilung
verschiedener Leiden dienend,
steht gewiss nicht an letzter Stelle
in der Reihe der Pflanzen.
Mischt man mit Rosenöl ihren Saft,
heißt es, die Salbe heile die Kratzer
und die wachsenden Narben
noch heilender Schnitte im Fleisch.
Zudem vermag sie zu erneuern den Haarwuchs,
den eine eiternde Wunde gänzlich zerstört hat.

nach Walahfrid Strabo

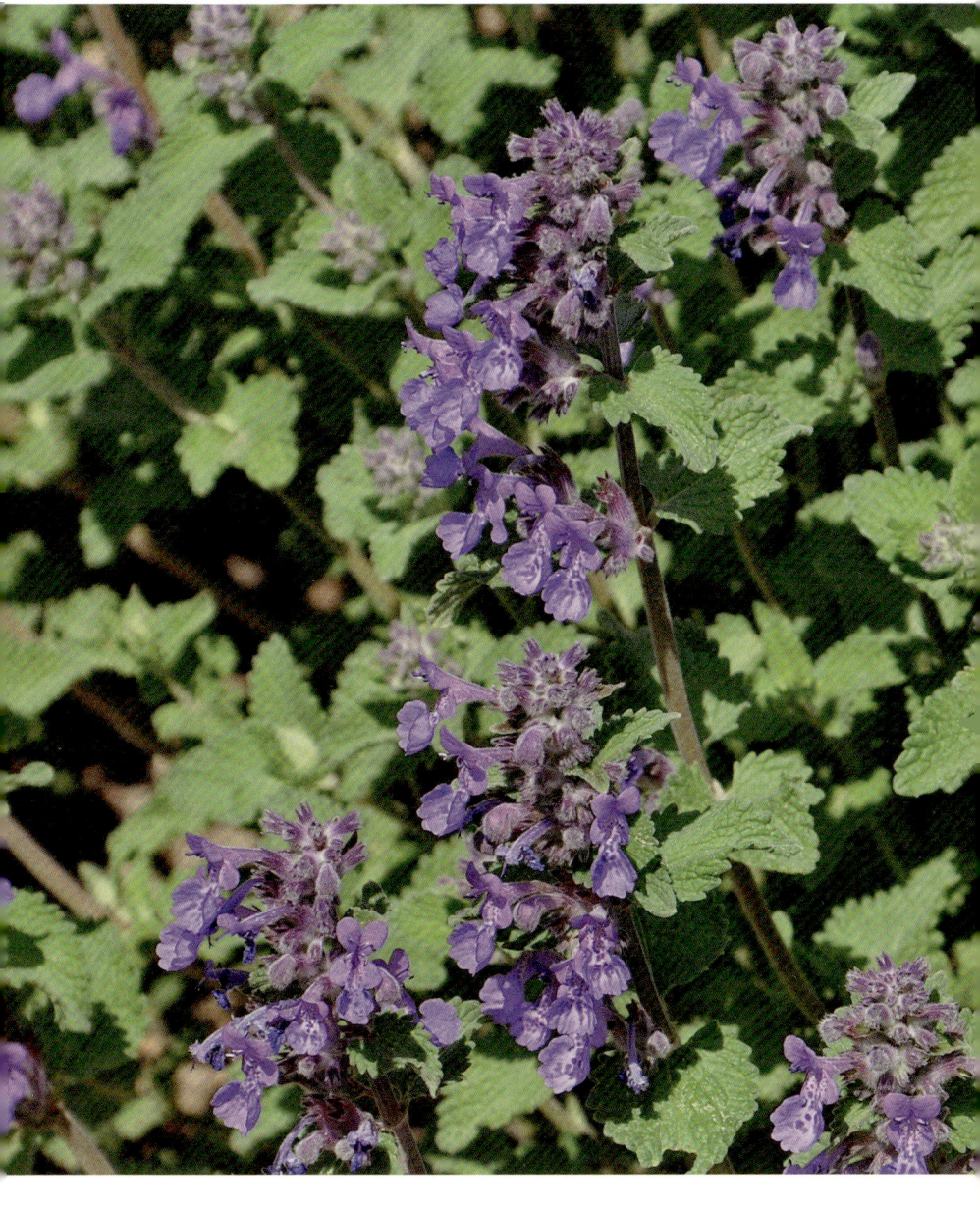

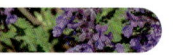

Katzenminze *(Nepeta cataria L.)*

D ie Katzenminze trägt ihren Namen zu Recht: das 60 bis 100 Zentimeter hohe Kraut – die Blätter ähneln denen der Brennnessel – mit seinen weißen, rötlichen oder zartblauen, gelegentlich auch gelben oder violetten Blüten hat auf viele Katzen eine geradezu magische Anziehungskraft. Angeblich wirkt sie auch auf Großkatzen wie Löwen und Tiger; Insekten und sogar Schädlinge wie Ratten soll sie hingegen vertreiben. Dem Aberglauben nach sollte Katzenminze gegen Schlangen wirken. Pflanzt man die Pflanze in den heimischen Garten, schaden ihr lediglich gefräßige Schnecken – und gar zu ungestüme Hauskatzen. Nicht wenige der Stubenkater wälzen sich im Beet und zerfetzen wie ein Derwisch die Blätter, die sie auch gern fressen. Der Wirkstoff, der die Pflanze für Katzen so unwiderstehlich macht, heißt Actinidin; eine vergleichbare Substanz enthält der von den Samtpfoten ebenfalls geliebte Baldrian. Alle Kräuterbücher des Mittelalters erwähnen diese Wirkung der Katzenminze auf ihre Namensgeber.

Nachweise belegen, dass im 15. Jahrhundert die frischen Blätter der Katzenminze zum Würzen von Fleisch verwendet wurden. Sie geben ein leichtes, frisches Aroma und machen Nahrungsfette bekömmlicher.

Als Heilpflanze galt sie als harntreibend und krampflösend, die Menstruation regulierend, aber auch als Abtreibungsmittel. Ferner sollte Katzeminze, als Tee aufgebrüht, gegen Brechdurchfall helfen und bei Schüttelfrost das Fieber senken. Alten Überlieferungen zufolge wurden die Blätter früher gegen Zahnschmerzen gekaut. Hildegard von Bingen verwandte die Katzenminze bei unaufgebrochenen Skrofeln

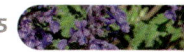

(Halsdrüsengeschwülsten) am Hals, in pulverisierter Form als Beimischung von Brotaufstrich, Mus oder Kuchen. Bei aufgebrochenen Skrofeln verwendete sie die frischen Blätter als Umschlag.

Mit den Pflanzen aus der Gruppe der Mentha-Arten hat die Katzenminze nur den herben, zitronenartigen, an Minze erinnernden Geruch gemein. Sie gehört zu einer eigenen Gattung, die mehr als 250 Arten der mehrjährigen Pflanzen versammelt. Ihre Heimat liegt in Eurasien, Nordafrika und in den Bergen des tropischen Afrika. Bei uns kennt man die Katzenminze als Zierpflanze, findet sie aber auch verwildert an Wegrändern, in Steinbrüchen und an Straßenrändern. Sie liebt die Sonne und bevorzugt sandige Böden; in nahrhafter Erde wuchert sie besonders stark.

Plätzchen mit Katzenminze

ZUTATEN:
200 g Weizenmehl
50 g Sojamehl
1 TL Katzenminze
1 Ei
ca. 100 ml Milch
1 EL Sirup
2 EL Butter

Zubereitung

Backofen auf 180 Grad vorheizen.

Die trockenen Zutaten miteinander vermischen.

Sirup, Ei, Butter und Milch hinzufügen und die Zutaten zu einem glatten Teig verrühren.

Den Teig ausrollen und Plätzchen ausstechen.

20–30 Minuten backen, auskühlen und in einen gut verschließbaren Behälter füllen.

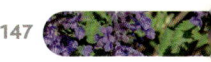

TEE aus den Blättern der Katzenminze soll nach Erkenntnissen der Volksmedizin bei *Erkältung, Bronchitis* und *Grippe* helfen, da er das Fieber senkt und schweißtreibend ist. Mit Honig gesüßt, kann die Pflanze wegen ihres angenehmen Geschmacks und der sanften Wirkung besonders gut bei kranken Kindern angewendet werden.

Die krampflösenden Substanzen sollen *Magenverstimmungen* heilen, ebenso *Menstruationsbeschwerden*.

Vor den Mahlzeiten getrunken, wirkt sich der Tee positiv auf den Appetit aus, nach dem Essen verdauungsfördernd.

Die frischen Blätter der Katzenminze werden mit heißem, nicht kochendem Wasser überbrüht, da sich die ätherischen Öle ansonsten verflüchtigen.

Diese Öle der Katzenminze geben auch Kräuterteemischungen ein besonderes, angenehmes Aroma.

Die echte Katzenminze fördert aufgrund ihrer beruhigenden Wirkung den Schlaf.

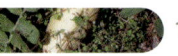

Rettich

Regen nässt das Beet.
Geschützt unterm Blätterdach
duckt sich die Wurzel.

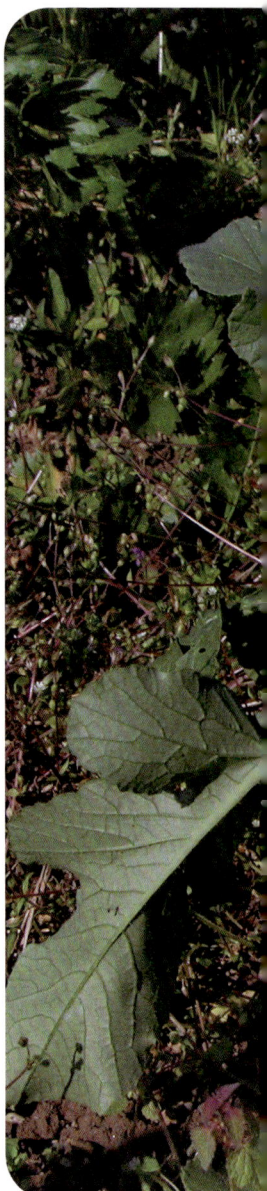

Hier wächst mit wulstiger Wurzel
unter breitem Dach seiner Blätter
in der letzten Rabatte der Rettich.
Gegessen, beruhigt die scharfe Wurzel
erschütternden Husten,
und auch der Trank aus gestoßenem Samen
heilt diese Krankheit.

nach Walahfrid Strabo

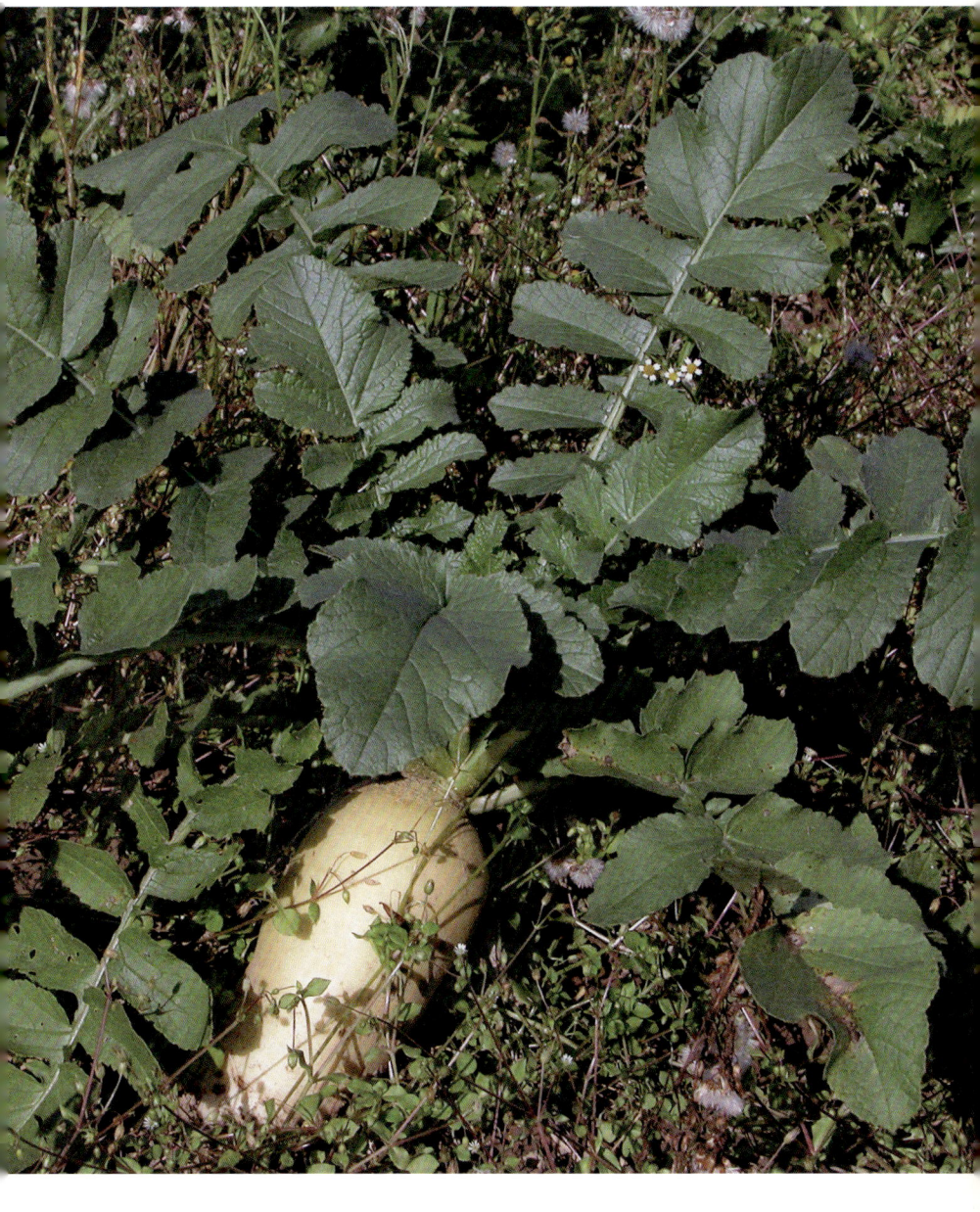

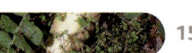

Rettich *(Raphanus sativus L.)*

Nahrhaft und heilkräftig – diese Fähigkeiten des Rettichs schätzten bereits 2500 v. Chr. die Ägypter. Den Arbeitern, die die Pyramiden erbauen mussten, wurden Zusatzrationen an Rettich, Knoblauch und Zwiebeln zugeteilt; sie sollten gesund bleiben, um die schwere Arbeit bewältigen zu können. Heimisch ist der Rettich in Vorderasien; er gehört zu den ältesten Kulturpflanzen. In Walahfrids Klostergarten wuchs Rettich offenbar als Mittel gegen Hustenerkrankungen. Auch Hildegard von Bingen meldete sich hierzu zu Wort: »*Aber wer viel Schleim in sich hat, pulverisiere Rettich so, und er koche Honig mit Wein und schütte dieses Pulver hinein, und etwas abgekühlt trinke er es nach dem Essen und nüchtern, und dieses Pulver wird ihn vom Schleim reinigen, und der Honig bewirkt, dass er nicht mager wird. Dass man ihn nach dem Essen wirken spürt, kommt daher, dass er die üblen Säfte und den Unrat aus dem Menschen austreibt.*«

Aber auch als Gemüsepflanze war der Rettich im Mittelalter bekannt. Noch einmal Hildegards Worte: »*Der Rettich ist mehr warm als kalt. Aber nachdem er ausgegraben ist, soll man ihn unter der Erde an einem feuchten Ort für zwei oder drei Tage ausgegraben liegen lassen, damit sein Grün gemäßigt werde, auf dass es umso besser sei zu essen. Und gegessen reinigt er das Gehirn und vermindert die schädlichen Säfte der Eingeweide.*«

Heute genießt man ihn bevorzugt roh, gerieben oder in Scheiben geschnitten, in Salaten oder als Brotbelag. Wer kennt nicht die hübschen Rettich-Spiralen, die – leicht gesalzen – zu Brot und Bier gereicht werden? Neben Weißwurst und Brezeln gehören sie in Bayern traditionell zum Angebot in jedem Biergarten. Es gibt sogar die Sorte ›Münchner Bier‹, die weiße Rübenhaut ausbildet. Aber auch die Japaner schneiden kunstvoll filigrane Scheiben aus der Rettichwurzel und servieren sie als Sushi-Beilage.

Der Volksmund hat den Rettich mit zahlreichen Namen versehen: Bierwurz, Radi oder weißes Gold sind einige von ihnen. Die Bezeichnung »weißes Gold« hat ihren Ursprung in Schifferstadt: die Stadt in der Pfalz feiert seit 1964 in jedem Mai ein opulentes Rettichfest.

Rund, zapfen- oder spindelförmig gewachsen, wird der Rettich bis 30 cm lang. Es gibt Unterarten in weiß, rosa, rot, sogar braun, violettblau bis schwarz. Eine Spezies ist rot ausgefärbt mit weißen Spitzen, und auch das Radieschen gehört im weitesten Sinne zur Rettichfamilie. Aber ganz gleich, wie sich die glatte oder raue Schale präsentiert: das Fleisch dahinter ist immer weiß.

Der Rettich wurde vermutlich aus dem Hederich gezüchtet. Verwandt ist er mit Kohl, Rüben und Senf. Nach der Aussaat – je nach Sorte zwischen Frühjahr und Sommer – entwickeln sich rasch die Blätter. Die Wurzel, der eigentliche Rettich, verdickt sich rübenartig, und erst nach der Reife entwickeln sich blassgelbe, weiße oder violette Blüten. Die Samen der anschließend sich ausbildenden Schoten können als Ersatz für Senfkörner verwendet werden. Etwa drei Monate, nachdem gesät wurde, kann man die Rettichwurzeln ernten. Die Rübe kann unter guten Bedingungen 300–500 g schwer werden. Eine also auch quantitativ nahrhafte Pflanze!

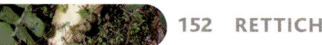

REZEPTE *Kartoffelsuppe mit Rettich*

ZUTATEN:
650 g Kartoffeln
350 g schwarzer
Rettich
850 ml Gemüse-
brühe
250 g Schlagsahne
¼ l Weißwein
1 Zwiebel
1 Knoblauchzehe
Olivenöl
Salz
Pfeffer

Zubereitung:

Die Kartoffeln schälen und würfeln, ebenso mit der Zwiebel ver-
fahren. Die Knoblauchzehe auspressen. Alles in einem Topf in
Olivenöl andünsten, mit Salz und Pfeffer würzen. Den Weiß-
wein hinzugeben, kurz mitkochen lassen und mit der Gemüse-
brühe auffüllen.

Rettich schälen und in dünne Scheiben schneiden. Wenn die
Kartoffeln weich sind, den Rettich in den Topf geben und kurz
mitkochen. Anschließend die Sahne beifügen und alle Zutaten
pürieren.

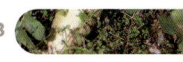

Rettich gilt u. a. als blutreinigend, krampflösend, schleimlösend, harntreibend und verdauungsfördernd.

Anwendungsgebiete sind *Blähungen* und *Verstopfung*, aber auch *Durchfall*, da seine Inhaltsstoffe hemmend auf Darmbakterien wirken, *Nieren- und Blasenentzündungen*, *Entzündungen der Nasennebenhöhlen, des Rachens und der Bronchien*, auch bei akuter *Bronchitis*. Da die Entgiftungssysteme des Körpers angekurbelt werden, soll er die Entstehung von *Krebserkrankungen* hemmen. Auch die Bildung von *Nieren- und Gallensteinen* soll verhindert werden.

Zu medizinischen Zwecken wird der SIRUP verwendet, der der Rübe unter Zusetzung von Zucker entzogen wird. Der Saft der schwarzen Rettichsorten soll der wirksamste sein. Löffelweise eingenommen, hilft der Sirup schleimlösend gegen Husten.

ROH gegessen, führt Rettich dem Körper viel Vitamin C zu und stärkt die Verdauung, **sollte aber bei empfindlichem Magen oder Magenschleimhautentzündung gemieden werden, da er schwer verdaulich ist.**

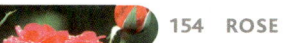
Rose *Teil 1*

Blume der Blumen!
Errötend wegen des Lobs
purpurne Rose.

Müde bin ich, den Pfad weiter zu wandeln,
und scheue den mühsamen Bau weiterer Verse.
Mit Pactolus' Gold
und dem schimmernden Edelstein der Araber
müsste ich die wertvollen Zweige der Rose ummanteln.
Weil Germanien und Gallien
tierischen Purpur der Purpurschnecke entbehren,
zeigt als Ausgleich die Rose alljährlich ihre purpurnen Blüten,
die den Glanz aller Gewächse
an Kraft und Duft übertreffen,
so dass man Blume der Blumen sie nennt.
Wie oft das Öl dieser Rose den Menschen von Nutzen ist –
niemand vermag es zu ahnen und zu erklären.
Daneben gedeihen die Blüten der Lilie,
deren atmender Duft noch weiter sich trägt.
Wird aber verletzt das schimmernde Fleisch ihrer Frucht,
so verfliegt alsbald jedes Erinnern an betörenden Nektar.
Es leuchtet die Reinheit der Jungfrau aus dieser Blume,
sie strahlt nur duftend von Sünde verschont.
Wenn Begier ihre Blüte bricht,
geht die Zier ihrer Reinheit verloren;
werden in üblen Geruch ihre Düfte verwandelt.

nach Walahfrid Strabo

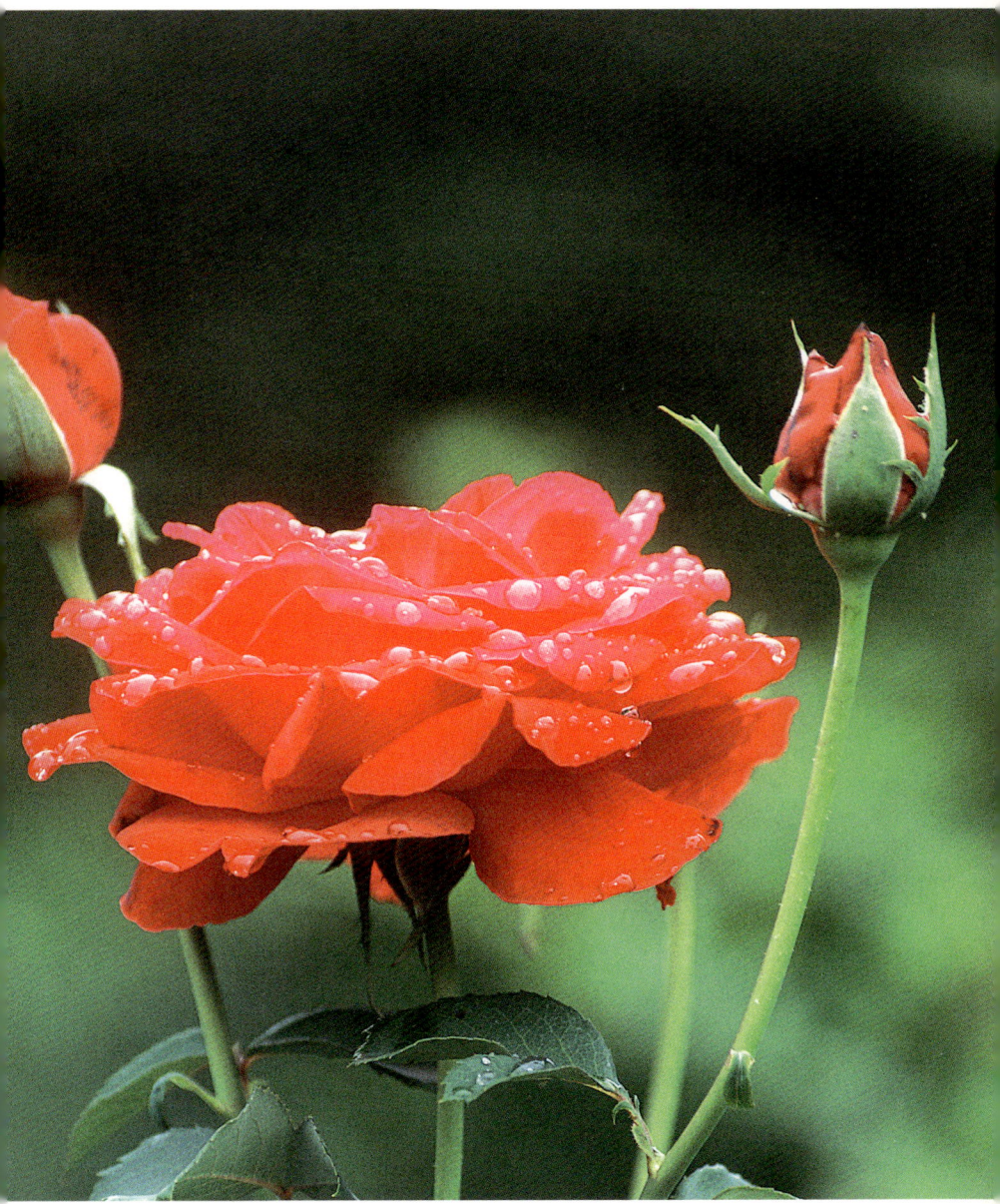

Rose

Für die letzte Pflanze in seiner Beschreibung hat sich Walahfrid Strabo die »Blume der Blumen« aufgespart. Eigentlich zu müde, dem Pfad durch seinen Garten weiter zu folgen, weitere Verse zu »bauen«, beschreibt er die Rose mit ihren »wertvollen Zweigen« dann doch mit großer Leidenschaft. Gemeinsam mit der Lilie feiert er sie als hoch gepriesenes Sinnbild der Kirche.

Ursprünglich in Persien beheimatet, kennt man die Rose heutzutage auf der ganzen Welt. Aus Ägypten stammen Aufzeichnungen aus der Zeit des 1224 v. Chr. gestorbenen Ramses II, und in China gibt es Zeugnisse der Rosenkultur aus der Zeit des Herrschers Chin-Nun, der von 2737 bis 2697 v. Chr. lebte. Homer nennt die Rose in der Ilias, und nach ihm verherrlichten viele griechische Dichter die Rose. Von Sappho stammt die Bezeichnung »Königin der Blumen«. Auch im Römischen Reich feierte man die Rose; in der Kaiserzeit wurde sie in Gewächshäusern kultiviert oder aus Ägypten importiert. Hagebuttenfunde aus keltischen und germanischen Siedlungen weisen auf die Nutzung heimischer Wildrosen in Mitteleuropa hin.

Das Mittelalter kannte die Rose zunächst nur als Heilpflanze, und in den Klostergärten wuchs lediglich die Apothekerrose »Rosa gallica officinalis«. Im Capitulare de villis wurde sie als anzubauende Heilpflanze verzeichnet, und auch Hildegard von Bingen spricht von der Rose als Heilmittel: »*Die Rose ist kalt, und diese Kälte ist eine nützliche Mischung in sich. Am frühen Morgen oder wenn der Tag schon angebrochen ist, nimm ein Rosenblatt, lege es auf deine Augen. Es zieht den Saft, das ist das Triefen, heraus und macht sie klar. Aber auch wer Geschwüre an seinem Körper hat, lege Rosen blätter darauf, und es zieht ihnen den Schleim heraus. Und wer jähzornig ist, der nehme die Rose und weniger Salbei und zerreibe es zu Pulver. Und in jener Stunde, wenn der Zorn in ihm aufsteigt, halte er es an seine Nase. Denn der Salbei tröstet, die Rose erfreut. Aber die Rose ist auch gut zu Tränken und zu Salben und zu allen Heilmitteln, wenn sie ihnen beigefügt wird; und sie sind um so besser, wenn ihnen etwas von der Rose beigefügt wird, wenn auch wenig, das heißt von ihren guten Kräften, wie oben gesagt wurde.«*

Kulturrosen wurden in Europa erst in der Renaissance und nach der Reformation intensiver kultiviert; erst im Barock und Rokoko begann die Rose ihren Siegeszug durch Europa und wurde in Stadt- und Bauerngärten heimisch.

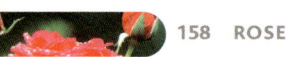

Gelee aus Rosenblüten

ZUTATEN:
200 g rote Rosen-
blüten (von einer
duftenden Art, am
Morgen gepflückt)
1 l Wasser
50 ml Rosenwasser,
selbst hergestellt
1 Zitrone
20 g Ascorbinsäure
(Zitronensäure)
1 kg Gelierzucker

Zubereitung:

Rosenblüten (ohne Kelche) in das Wasser geben, Gefäß ver-
schließen und 6 Stunden kühl stellen. Anschließend das Ganze
erhitzen, aber nicht aufkochen, sondern kurz vor dem Siede-
punkt von der Feuerstelle nehmen. Zugedeckt abkühlen lassen.
Anschließend durch ein Sieb geben.

Rosenwasser, Zitronensaft und die Säure nebst dem Gelierzu-
cker in einem Topf erhitzen und sprudelnd 5 Minuten kochen,
dabei das Rühren nicht vergessen. Wenn die Masse geliert, in
Marmeladengläser füllen und verschließen.

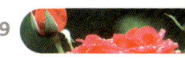

In der Heilkunde werden ganze HAGEBUTTEN, deren Schalen, aber auch die Hagebuttenkerne genutzt. Helfen sollen Hagebutten gegen *Erkältungskrankheiten, Darmerkrankungen, Gallenleiden, als Diuretikum* (Arzneimittel zur Ausschwemmung von Wasser) *Gicht* und *Rheuma.* Für die diuretische Wirkung könnte der Pektin- und Fruchtsäuregehalt verantwortlich sein, wobei die Wirksamkeit nicht wissenschaftlich belegt ist.

Die Rose soll gegen *Heuschnupfen* helfen, bei *Herzbeschwerden, Frauenleiden, Kopfschmerz* und *Schwindel.*

Aus Rosenblüten kann man Rosentee aufbrühen, man benutzt für einen Aufguss 1 TL Blüten pro einer Tasse Wasser. Die Ziehzeit beträgt fünf bis zwanzig Minuten. Innerlich angewendet soll der TEE bei der Blutreinigung helfen und Herz und Nerven stärken, außerdem kann er zu starke Menstruationsblutungen lindern.

Äußerlich lässt sich Rosentee als UMSCHLAG, WASCHUNG oder in TEILBÄDERN gegen *hartnäckige Wunden* und *leichte Verbrennungen* verwenden.

Als Mundspülung hilft Rosentee gegen *Mund- und Zahnfleischentzündungen.*

SALBEN UND CREMES duften nicht nur, sondern sie haben auch pflegende und lindernde Eigenschaften. ROSENÖL wird äußerlich angewendet. Es soll psychisch ausgleichend, körperlich beruhigend, entzündungshemmend und entkrampfend wirken. Bei einer Zupfmassage fördert es die Durchblutung, beispielsweise als Vorbeugung gegen Schwangerschaftsstreifen. Auch für Entspannungsmassagen zwischen den Wehen kommt es zum Einsatz.

Eine Mischung aus 1 Tropfen Rosenöl, 2 Tropfen Rosenholzöl und 2 Tropfen Zedernholz vertreibt im Rahmen einer Aromatherapie leichte Depressionen.

Rose *Teil 2*

Lilienflor im Beet.
    Reinheit der Unberührtheit
überm Rosenblatt.

D enn diese beiden Pflanzen sind Sinnbild
seit Ewigkeiten zu loben die Kirche.
Die Jungfrau Maria
pflückt die Gaben der Rose
und trägt die Lilien als Zeichen des Glaubens.
Du, die du der Welt den Sohn schenktest,
gläubige Jungfrau, Braut du,
Taube und Hort, treue Gefährtin,
pflücke Rosen im Streit
und brich Lilien im herrlichen Frieden.
Aus dem Königsstamm Jesse
erwuchs dir eine Blüte,
Erlöser und Bürge des alten Geschlechts,
dessen Gründer er ist.
Er hat die Lilien geweiht durch Lehre und Leben,
färbte im Sterben die Rosen,
hat Frieden und Kampf seinen Jüngern gelassen,
die Tugenden beider verbunden und
beider Siege das ewige Leben prophezeit.

nach Walahfrid Strabo

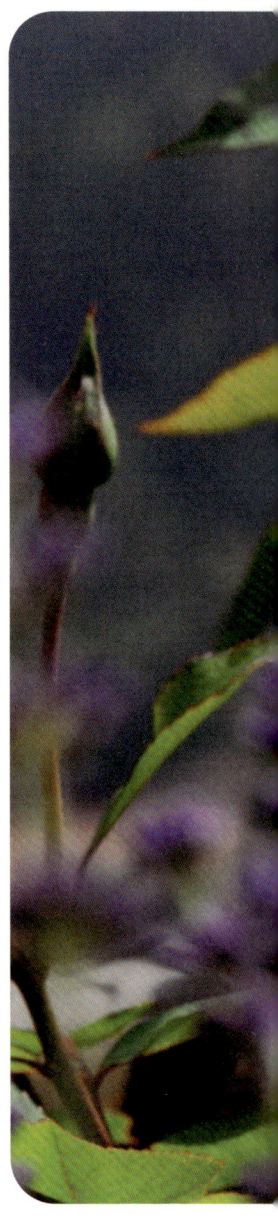

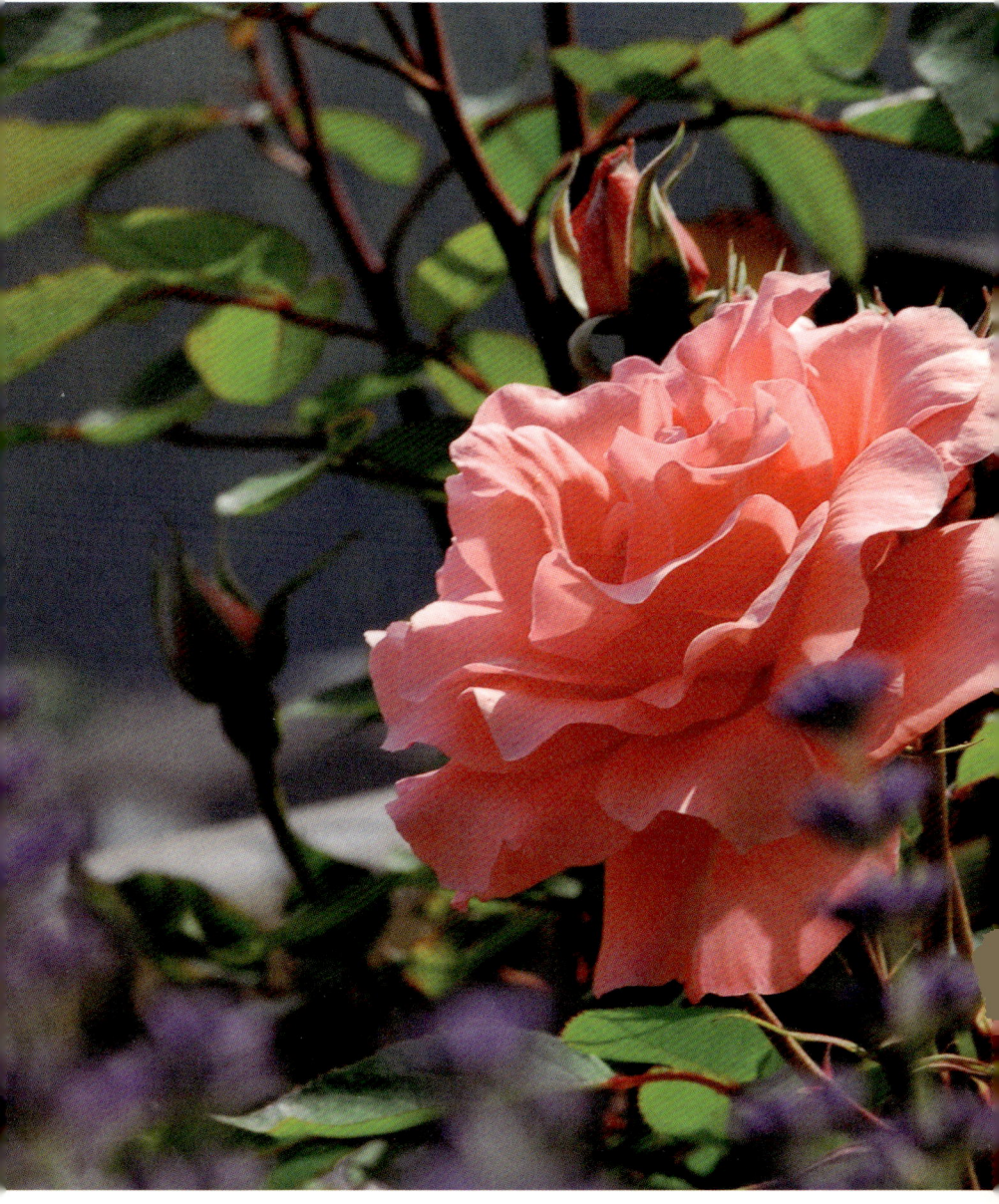

Rose

*I*hr edles Aussehen und der betörende Duft haben die Centifolie zu einer Pflanze mit Symbolcharakter werden lassen: die Arbeiterbewegung, die Rosenkreuzer, der Sufismus und viele Vereinigungen mehr tragen die Rose als Wahrzeichen. Seit dem Mittelalter ist die Rose anlässlich der Marienverehrung ein bedeutendes christliches Symbol. Der Papst verleiht seit dem 11. Jahrhundert die »Goldene Rose«.

Rote Rosen gelten seit fernsten Zeiten als Symbol von Liebe, Freude und Jugendlichkeit. Antike Sagen bezeichnen die Rosen als Überbleibsel der Morgenröte auf Erden, zusammen mit Aphrodite sei sie dem Meerschaum entstiegen. Andere Legenden besagen, sie wäre aus dem Blut des Adonis entstanden.

Wegen ihrer Dornen war die Rose auch mit der Vorstellung des Schmerzes verbunden und wegen des raschen Welkens auch mit Vergänglichkeit und Tod. Vor allem bei den Germanen wurde sie mit dem Tod in Verbindung gebracht, sie pflanzten Rosen auf ihre Gräber und Opferplätze. Die Römer feierten im Frühling ein Totenfest, den dies rosae, das später im christlichen Pfingstfest aufging.

Kunstschaffende in der Literatur, der bildenden Kunst und der Musik haben sich durch die Rose inspirieren lassen. Allein das »Heideröslein« von Goethe wurde über fünfzig Mal vertont.

Die Zahl der Rosenarten hat durch die Jahrhunderte hindurch immens und stetig zugenommen: Während Carl von Linné lediglich zwölf Rosenarten beschrieb, verzeichnete Francois Crépin im Jahr 1869 bereits 283 europäische Arten, Déséglise 1876 stolze 417 und Michel Gandoger über 4000. An dieser Stelle sei Johannes Kuhn zitiert, und zwar aus

seinem Buch »Zeit bringt Rosen«: »*Sie haben unterschiedliche Far-*
ben und Formen, aber immer liegt in ihnen etwas von der Viel-
falt des Lebens selbst.«

Register der Rezepte

Anmerkungen

Carl von Linné

Carl von Linné begründete im achtzehnten Jahrhundert der Grundlage der modernen botanischen und zoologischen Klassifizierung. Die oftmals komplizierten und für den Laien schwer verständlichen Bezeichnungen wurden von ihm auf die Nennung der Gattung und einer Beifügung auf zwei Wörter reduziert und als Abkürzung des eigentlichen Artnamens eingeführt. Wenn möglich, wurden in diesem Buch die deutschen Namen sowie die Abkürzungen Carl von Linnés für die beschriebenen Pflanzen verwandt. Sie tragen ein L. als Hinweis auf den schwedischen Naturwissenschaftler.

Capitulare de villis

An mehreren Stellen dieses Buches wird auf das Capitulare de villis, die Landgüterverordnung Kaiser Karls des Großen (742–814) hingewiesen (wobei einige Historiker vermuten, diese Verordnung könne auch dessen Sohn, Ludwig der Fromme, erlassen haben).

Im 70. Kapitel heißt es dort:

Volumus quod in horto omnes herbas habeant, id est –
Wir wollen, daß man im Garten alle Kräuter habe, nämlich:

01. lilium = weiße Lilien	27. nasturtium = Kresse
02. rosas = Rosen	28. parduna = Klette, Pestwurz
03. fenigrecum = Bockshornklee	29. peludium = Poleiminze
04. costum = Frauenminze	30. olisatum = Schwarzes Gemüse
05. salviam = Salbei	31. petresilinum = Petersilie
06. rutam = Raute	32. apium = Sellerie
07. abrotanum = Eberraute	33. leuisticum = Liebstöckel
08. cucumeres = Gurken	34. savinam = Sadebaum
09. pepones = Melonen	35. anetum = Dill
10. cucurbitas = Flaschenkürbisse	36. fenicolum = Fenchel
11. fasiolum = Saubohnen	37. intubas = Endivien
12. ciminum = Kreuzkümmel	38. diptamnum = Diptam
13. rosmarinum = Rosmarin	39. sinape = Senf
14. careium = Kümmel	40. satureiam = Bohnenkraut
15. cicerum Italicum = Kichererbse	41. sisimbrium = Krausenminze
16. squillam = Meerzwiebel	42. mentam = Wasserminze
17. gladiolum = Schwertlilie	43. mentastrum = Waldminze
18. dragantea = Drachenwurz	44. tanazitam = Rainfarn
19. anesum = Anis	45. neptam = Katzenminze
20. coloquentidas = Koloquinten, Kürbispflanzen	46. febrefugiam = Mutterkraut
21. solsequium = Zichorie	47. papaver = Mohn
22. ameum = Ammi	48. betas = Mangold
23. silum = Laserkraut	49. vulgigina = Haselwurz
24. lactucas = Salat	50. mismalvas = Eibisch
25. git = Schwarzkümmel	51. malvas = Malven
26. eruca alba = Rauke, weißer Senf	52. carvitas = Möhren
	53. pastinacas = Pastinake

54. adripias = Gartenmelde
55. blidas = Amarant
56. ravacaulos = Kohlrabi
57. caulos = Kohl
58. unions = Bärlauch
59. britlas = Schnittlauch
60. porros = Porree, Lauch
61. radices = Rettich
62. ascalonicas = Schalotten
63. cepas = Zwiebeln
64. allia = Knoblauch
65. warentiam = Krapp

66. cardones = Artischocken
67. fabas majores = große Bohnen
68. pisos Mauriscos = Felderbse
69. coriandrum = Koriander
70. cerfolium = Kerbel
71. lacteridas = Springkraut
72. sclareiam = Muskatellersalbei
Et ille hortulanus habeat super domum suam … und der Gärtner soll auf seinem Hause haben:
73. jovis barbam = Hauswurz

Medizinische Hinweise

Die medizinischen Hinweise stammen zu großen Teilen aus der Volksmedizin. Es handelt sich dabei um über Generationen hinweg überlieferte Rezepte und Hinweise zur Heilung und Behandlung von Leiden und Krankheiten. Schulmediziner, die sich hauptsächlich auf wissenschaftlich bewiesene Studien beziehen, vertreten oft nicht die Erkenntnisse der Volksmedizin.

Daher der Hinweis, dass die gegebenen Informationen auf keinen Fall die fachmännische Beratung und Behandlung durch ausgebildete und erprobte Ärzte ersetzen. Ferner erfolgt die Nennung der Anwendungen und Dosierungen ohne Gewähr. Vor jeder Selbstbehandlung sollte der Rat des Hausarztes oder Apothekers eingeholt werden, sie erfolgt immer auf eigene Gefahr. Wer Kräuter selbst sammeln und verarbeiten möchte, sollte nur die verwenden, die er zweifelsfrei bestimmen kann.

Internetnutzung

Für Inhalte und weiterführende Links der Internetseiten, die im Literaturverzeichnis aufgeführt sind, wird keine Haftung übernommen.

Literatur-/Quellenverzeichnis

Wilfried Ahrens, Jan Sneyd: Mohn. Sorten, Anbau, Rezepte, Ulmer, Stuttgart 2000, ISBN 3-8001-3112-9

Nancy Arrowsmith: Das Buch der heilenden Kräuter, Ullstein Buchverlage GmbH, Neuausgabe im Ullstein Taschenbuch 2009

Mutter Theresa Berghammer: Gesundheit durch wiederentdeckte Hausmittel, Kirschner Verlag, Butzbach 1986

Hildegard von Bingen: Das Pflanzen- und Kräuterbuch, Naumann & Göbel, Köln 2005

Manfred Bocksch: Das praktische Buch der Heilpflanzen, BLV Verlagsgesellschaft mbH, München 1998

Andrew Chevallier: Das große Lexikon der Heilpflanzen, Dorling Kindersley Verlag GmbH, Starnberg 2001

Das große Hausbuch Sanfte Medizin, ADAC Verlag, München 2001

Prof. Dr. Wolfgang Exel: Naturheilkunde richtig anwenden, Kneip, Wien 2006

Feldmann, Roth, Trump-Bär: Hausmittel Lexikon, ecomed verlagsgesellschaft AG & Co.KG, Landsberg/Lech, 4. Auflage 1994

Carl Feldmaier, Judith McRae: Die neuen Lilien, Ulmer, Stuttgart 1982

Helmut Genaust: Etymologisches Wörterbuch der botanischen Pflanzennamen, 3. Auflage, Nikol Hamburg, 2005

Gerd u. Marlene Haerkötter: Rund um Petersilie & Sellerie, Eichborn Verlag, Frankfurt am Main 1987

K. Hiller/M. F. Melzig: Lexikon der Arzneipflanzen und Drogen, 2. Auflage. 2010, Spektrum Akademischer Verlag

Köhlers Medizinal-Pflanzen, herausgegeben von G. Pabst, Libri rara 1991

Hans Jörg Küster: Kleine Kulturgeschichte der Gewürze, C.H. Beck'sche Verlagsbuchhandlung, München 1997

Dorothea Laske: Die Kosmos Heilpflanzen Apotheke, Franckh-Kosmos Verlags-GmbH & Co. KG, Stuttgart 2006

Anneliese Ott: Haut und Pflanzen (Allergien, phototoxische Reaktionen und andere Schadwirkungen) Wissenschaftliche Verlagsges 1991

Mannfried Pahlow: Das Große Buch der Heilkräuter, Bechtermünz, Augsburg 2002

M. Pierre/M. Lis: Das BLV Handbuch Heilpflanzen, blv Buchverlag, München 2007

Sabine Prilop: Rosen Rondell Rot. Gedichte. Schapen Edition, Braunschweig 1998

Avril Rodway: Kräuter und Gewürze. Die nützlichsten Pflanzen der Natur - Kultur und Verwendung, Tessloff Verlag, Hamburg 1980

Heinrich Schipperges: Der Garten der Gesundheit. Medizin im Mittelalter, Artemis Verlag, München/Zürich 1985

Otto Schönberger: Walahfrid Strabo: De cultura hortorum (Hortulus), Über den Gartenbau, Reclam Verlag, Stuttgart 2002

Hortulus. Vom Gartenbau. Erstmals veröff.v. Joachim von Watt (Vadianus), Hg., übers. u. eingel.v. Werner Näf/ Mathäus Gabathuler. Tschudy, St.Gallen 1942

Max Wichtl (Hrsg.): Teedrogen und Phytopharmaka, 4. Auflage, Wissenschaftliche Verlagsgesellschaft, Stuttgart 2002

R. Zander: Handwörterbuch der Pflanzennamen, 14. Auflage, 1993

Quellenverzeichnis Internet

New Kreuterbuch von Underscheidt, Würckung und Namen der Kreuter, so in teutschen Landen wachsen / von Hieronymus Bock. – Straßburg, 1546. Digitalisierte Ausgabe der Universitäts- und Landesbibliothek Düsseldorf, März 2011

Gerhard Madaus: Lehrbuch der biologischen Heilmittel Bd 1. Heilpflanzen. G. Thieme, Leipzig 1938, Olms, Hildesheim, 1979. ISBN 3-487-05890-1: (Elektronische Version der Ausgabe 1935: http://212.185.118.226/publlehrbuch, März 2011

http://www.ambrosiainfo.de/53223897640d5c602/index.html#532238999a0d6eb0e, März 2011

http://www.biozac.de/biozac/capvil/Cvlagena.htm, März 2011

http://www.gewuerzlexikon.de, März 2011

http://www.heilfastenkur.de, März 2011

http://www.heilkraeuter.de/, März 2011

http://www.kraeuter-verzeichnis.de/, März 2011

http://www.koop-phyto.org/arzneipflanzenlexikon/salbei.php, März 2011

http://www.naturheilkraut.com, März 2011

http://turba-delirantium.skyrocket.de, März 2011

1. Auflage August 2012
© Beuroner Kunstverlag, D-88631 Beuron
© Text: Sabine Prilop, Göttingen
© Bilder: naturganznah.de, Seite 35: M. Großmann / PIXELIO,
           Cover und Seite 89: Theo Keller, Reichenau,
           Seiten 95, 155, 161: Beuroner Kunstverlag

Umschlaggestaltung: Gesine Beran, Rom
Gestaltung und Herstellung: Gesine Beran, Rom
Druck: freiburger graphische betriebe,
D-79108 Freiburg im Breisgau
ISBN: 978-3-87071-286-0
www.klosterkunst.de